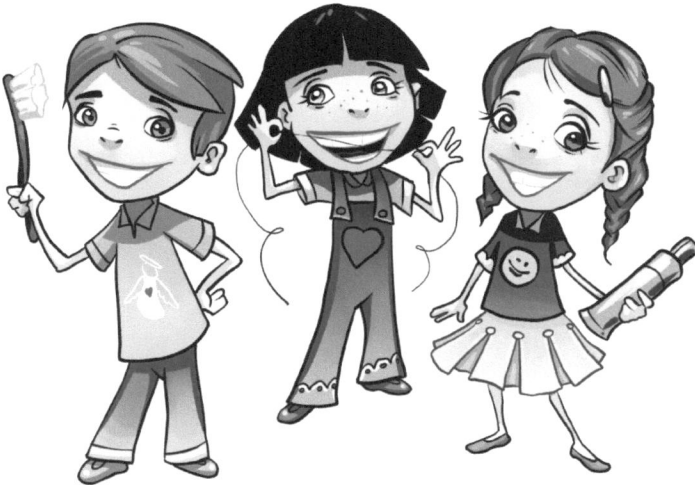

Kids Dental IQ ®

У меня здоровые и красивые зубы до 100 лет!

рабочая тетрадь

др. Наталья Орлова

latviadental

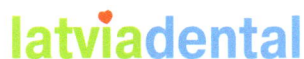

Здоровье зубов начинается с гигиены и питания. Даже маленькие правильные привычки приводят к большим результатам и здоровью в целом. И речь не только о необходимой чистке зубов, но и о множестве других правил, ритуалов и секретов, которые обеспечат красивую улыбку и здоровье тела на всю жизнь.

Чтобы с малых лет приучить своих пациентов к тому, как жить долго и счастливо, мы разработали программу "KIDS Dental IQ", которая поможет
-сформировать правильные привычки здорового образа жизни,
-пробудить любопытство к устройству человеческого организма и роли зубов в поддержании общего здоровья,
-проникнуться доверием к врачам и сделать посещение стоматолога радостным событием,
-избежать стрессов и трат на лечение…

И, в конце концов, иметь красивую улыбку и здоровые зубы до 100 лет!

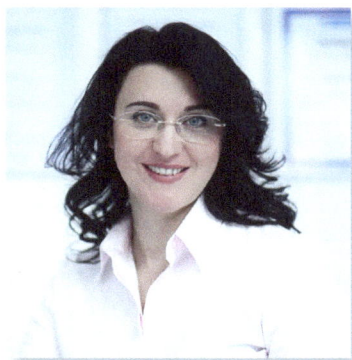

Автор методики KIDS Dental IQ др. Наталья Орлова

- Эксперт по эстетической стоматологии с 22-летним опытом работы в Латвии и за рубежом
- Главный врач клиники LatviaDental
- Основатель школы International Dental Aesthetic School
- Основатель движения «Латвия, У-Лыб-Нись!»
- Автор образовательной программы "KIDS Dental IQ"
- Мама троих детей

"KIDS Dental IQ" – программа, состоящая из простых последовательных шагов.

Первое занятие:
- ознакомительная экскурсия по клинике;
- игровые упражнения по ежедневной гигиене полости рта и уходу за зубами и деснами;
- Dental IQ тест для детей и родителей: знаете ли вы все секреты своих зубов?
- проверка здоровья зубов в игровой форме, где ребенку предлагается увлекательная роль: ты-зубной врач!
- мастерская изготовления собственной уникальной зубной пасты;
- вручение дипломов каждому из участников.

На следующих занятиях дети и их родители знакомятся с архитектурой и биохимией зубов, а также психологией, то есть, всем тем, что управляет стоматологическим здоровьем. А затем учатся регулировать процессы в своем организме так, чтобы он был здоров и бодр, чтобы в нем хватало энергии и жизненной силы на преодоление любых трудностей.

Занятия проходят в маленьких группах от 4 до 6 детей, возрастом с 2 лет.

Мы уверены, что основам гигиены необходимо обучать с самого раннего возраста. Не менее важно взрослым пациентам объяснять какие пробелы в знаниях нарушают их стоматологическое здоровье и ведут к дисбалансу организма в целом.

После прохождения курса, уделяя гигиене всего по 2 минуты утром и вечером и, скорректировав образ жизни, вы ощутите, насколько благотворно это влияет на вас и станете обладателем лучезарной обаятельной улыбки на всю жизнь!

Приходите в школу "Dental IQ" всей семьей. Пусть каждый визит, каждый приобретенный навык несет Вам радость и уверенность в себе!
Закрепите полезные навыки и будьте здоровы!

ЧАСЫ ПРАВИЛЬНОГО ПИТАНИЯ

Если твои зубы живут по часам **правильного** питания,
они сохранятся красивыми и здоровыми до 100 лет!!!

Сахарные часики работают исправно!
Зубы успевают отдохнуть и поработать.

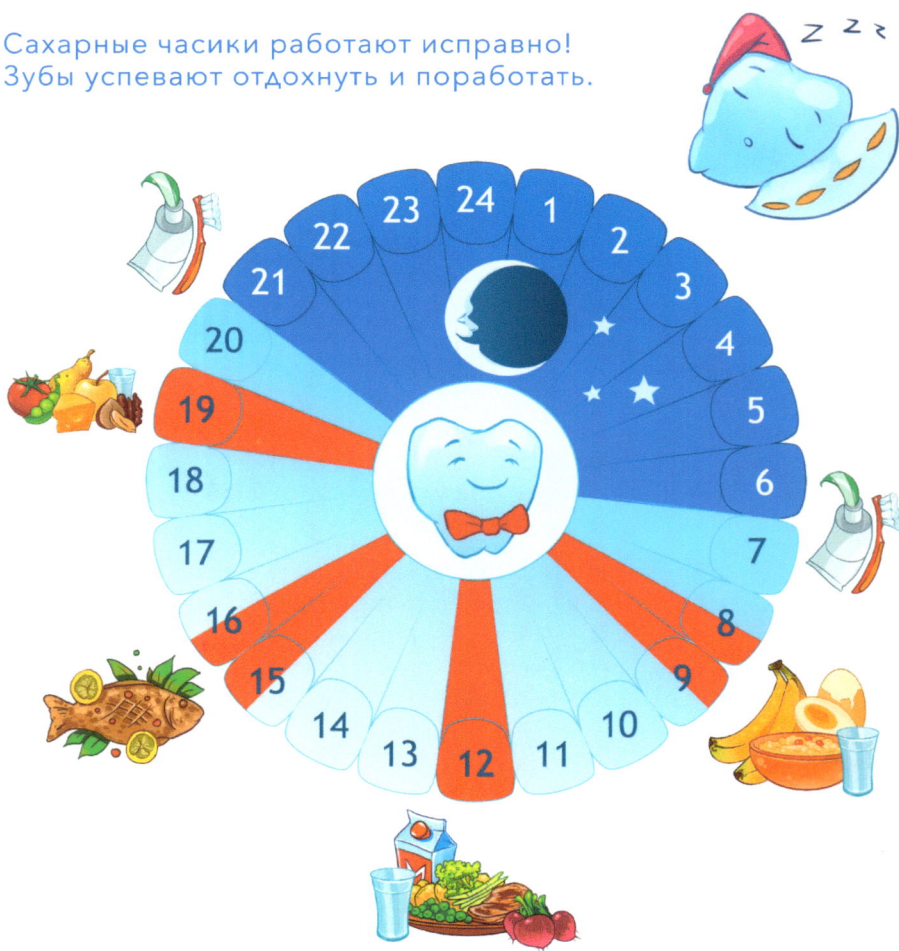

- ● время восстановления зубов во время сна
- ● время восстановления зубов между приемами пищи
- ● время приема пищи

ЧАСЫ НЕПРАВИЛЬНОГО ПИТАНИЯ

Если твои зубы живут по часам неправильного питания, они не успевают полностью восстановиться и отдохнуть.

Посмотри, что происходит, если ритм Сахарных часов нарушен! Начинается процесс разрушения зубов!

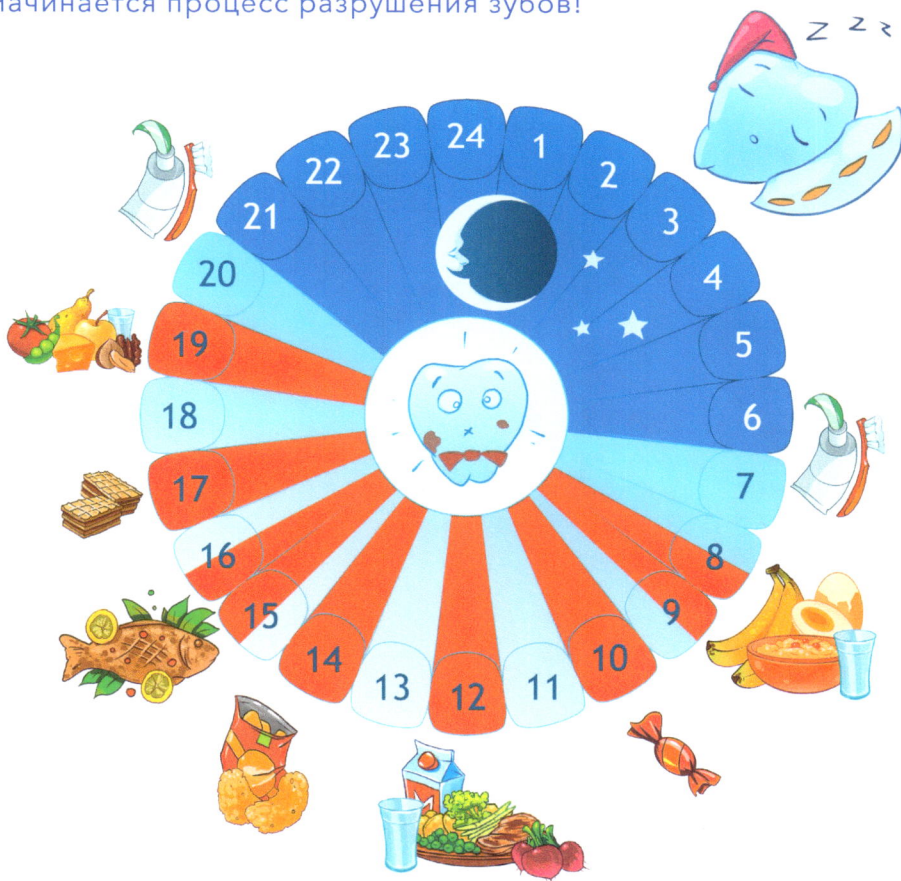

● время восстановления зубов во время сна

● время восстановления зубов между приемами пищи СОКРАТИЛОСЬ

● время приема пищи

ЧАСЫ НОЧНОГО ПИРА

Если твои зубы живут по часам НОЧНОГО ПИРА,
У НИХ ОТСУТСТВУЕТ ВРЕМЯ ВОССТАНОВЛЕНИЯ И ОТДЫХА,
поэтому они начинают болеть.

И вот, Сахарные часики сломались...
Зубы начинают болеть-ведь это для них единственный способ
просить о помощи!

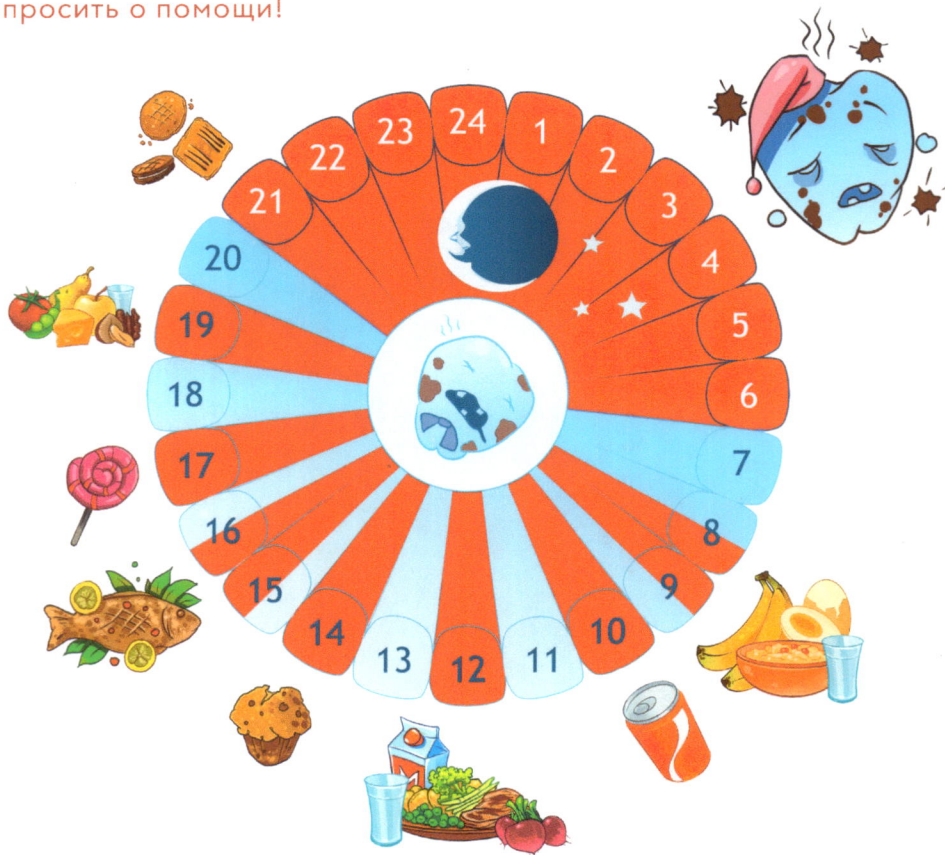

- ● время восстановления зубов во время сна ОТСУТСТВУЕТ
- ● время восстановления зубов между приемами пищи
- ● время приема пищи

ЧАСЫ ЖИЗНИ ТВОИХ ЗУБОВ

Давай узнаем, как живут твои зубки!
Раскрась свои часы!

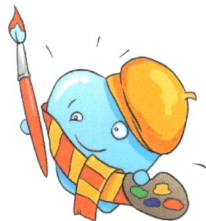

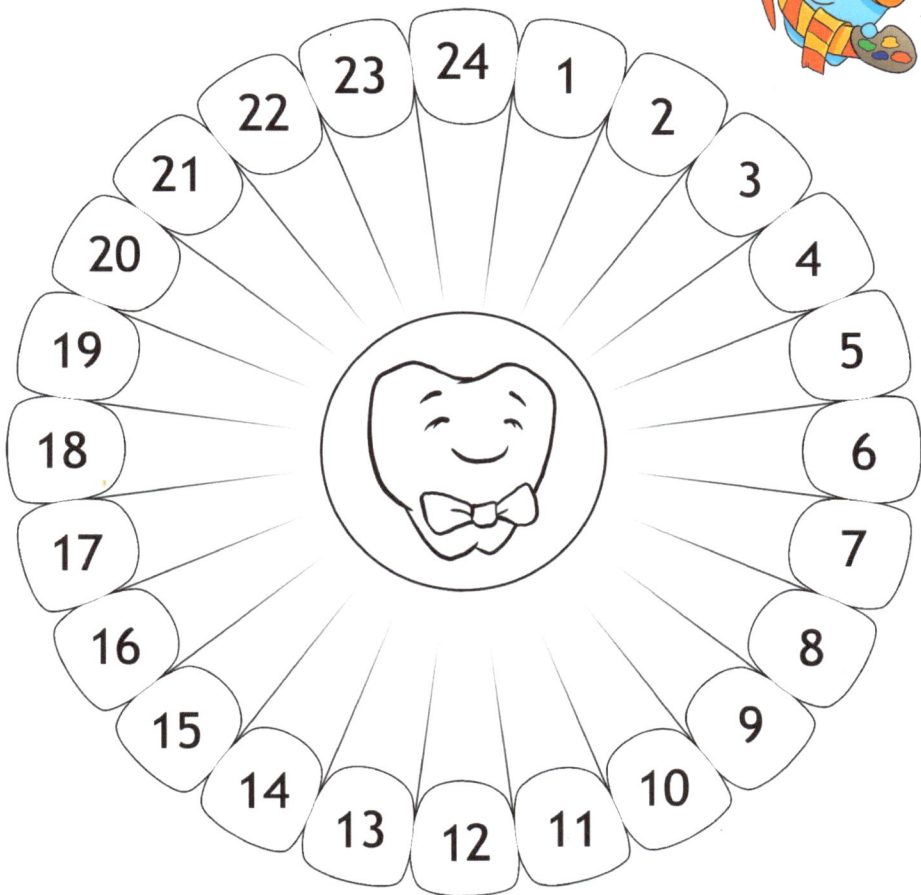

- 🔵 время восстановления зубов во время сна
- 🔵 время восстановления зубов между приемами пищи
- 🔴 время приема пищи

ОБМЕН ЗУБОВ МИНЕРАЛЬНЫМИ ВЕЩЕСТВАМИ СО СРЕДОЙ

Зуб обменивается со средой своими минеральными веществами в течение всей своей жизни.

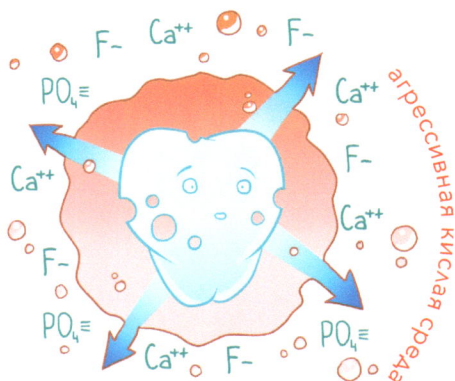

F- Ca++ F- Ca++
PO₄≡ Ca++ F-
Ca++ Ca++
F- PO₄≡ Ca++ F-

агрессивная кислая среда

ВРЕМЯ ПРИЁМА ПИЩИ

6h (-)
деминерализация

в КИСЛОТНОЙ СРЕДЕ зуб теряет свои минеральные вещества **за 6 часов**

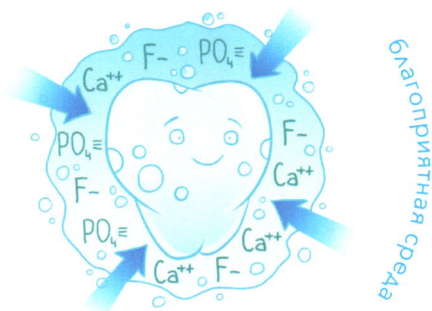

Ca++ F- PO₄≡
PO₄≡ F-
F- Ca++
PO₄≡ Ca++
Ca++ F-

благоприятная среда

ВРЕМЯ ВОССТАНОВЛЕНИЯ

18h (+)
реминерализация

а ВОССТАНОВЛЕНИЕ того же количества минералов происходит **за 18 часов**

БЛАГОПРИЯТНАЯ И АГРЕССИВНАЯ СРЕДА

РЕМИНЕРАЛИЗАЦИЯ

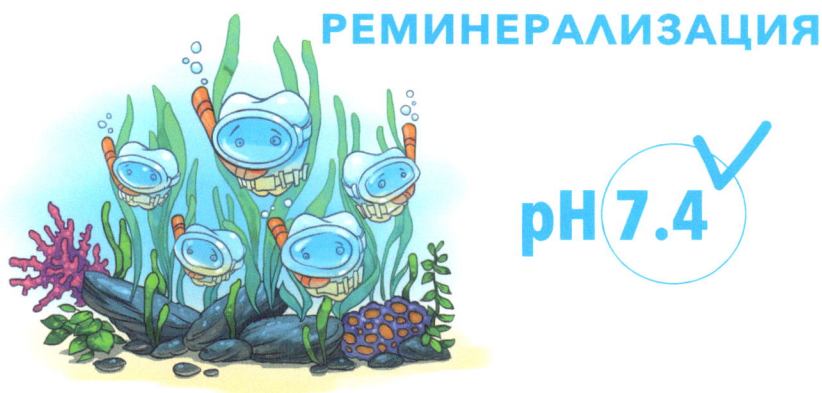

pH 7.4 ✓

ДЕМИНЕРАЛИЗАЦИЯ

pH 4,5 ✗

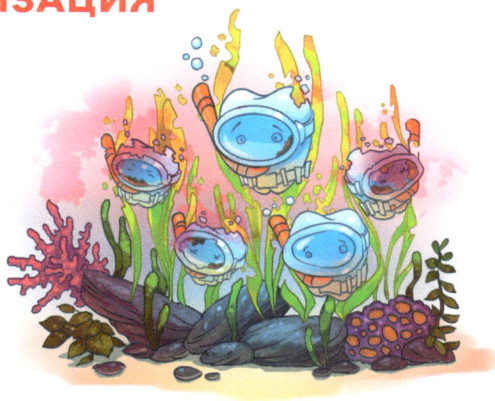

Зубы как рыбки в аквариуме - для их здоровья очень важно находиться в благоприятной среде.

На восстановление баланса минеральных веществ, требуется 18 часов.
Если 9 часов мы получаем во время ночного сна, то остальные 9 часов нам нужно набрать за день.
Именно поэтому, так важно, делать перерывы между приёмами пищи, **не перекусывать и не перехватывать!**

А В ЧЁМ ЖЕ УНИКАЛЬНОСТЬ ЗУБА?

Зуб- это минеральный комплекс, живущий в жидкой среде, условия которой все время меняются от нейтральной до сильно кислотной.

Зуб может выдерживать очень большое давление и высокие механические нагрузки.

Строение зуба уникально: эмаль – самая крепкая ткань, а дентин, находящийся под ней, очень мягкий, чтобы амортизировать нагрузки и предотвратить сколы эмали.

Зуб активно обменивается минеральными веществами со средой. Он имеет способность к самовосстановлению.

Зуб получает минеральные вещества из слюны и одновременно делится с ней своими минералами. Чтобы помочь зубу и благотворно повлиять на процесс обмена, необходимо соблюдать правильный режим питания.

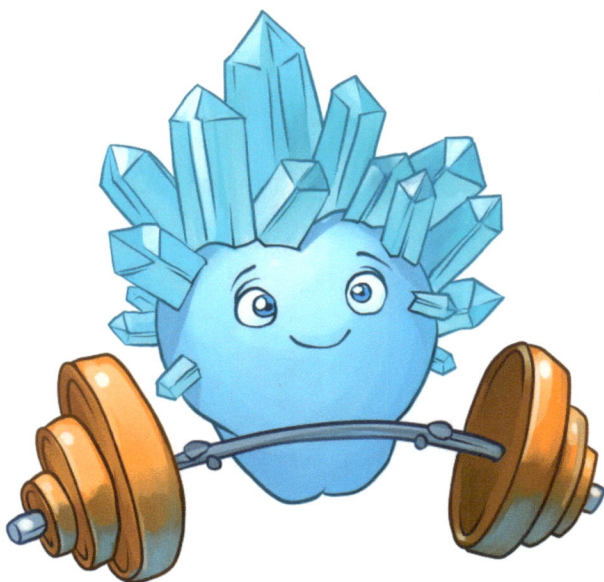

Каждый день и каждую ночь твоему зубу нужна защита от нападения бактерий и кислот.

А КАК ОБРАЗУЕТСЯ ЗУБ?

Зачаток зуба развивается из нескольких точек минерализации, которые сливаются между собой, образуюя бугры и фиссуры. Формирование жевательной поверхности зуба зависит от количества фтора в питьевой воде, поэтому она может быть гладкой или с углублениями.
Глубокие фиссуры больше подвержены кариесу, поэтому их надо "запечатывать" силантами.

ОБРАЗОВАНИЕ И СЛИЯНИЕ ТОЧЕК МИНЕРАЛИЗАЦИИ ЗУБА

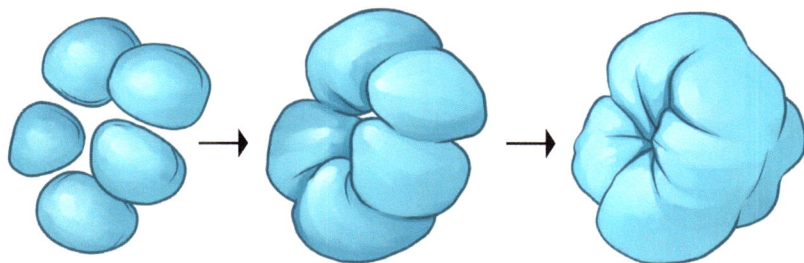

Кариесогенная форма зуба

↓

петлеобразная фиссура

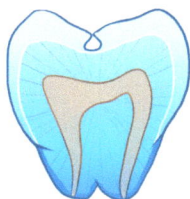

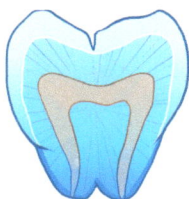

$Ca_5(PO_4)_3OH$
Гидроксиаппатит

Не устойчив к воздействию кислот, поэтому подвержен кариесу.

Некариесогенная форма зуба

↓

v-образная фиссура · гладкая фиссура

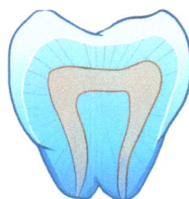

$Ca_5(PO_4)_3F$
Фторапатит

Устойчив к воздействию кислот, поэтому не подвержен кариесу.

ДАВАЙ ПОИГРАЕМ!

Проведи стрелочки и помоги зубику найти свой путь
к полезным продуктам!

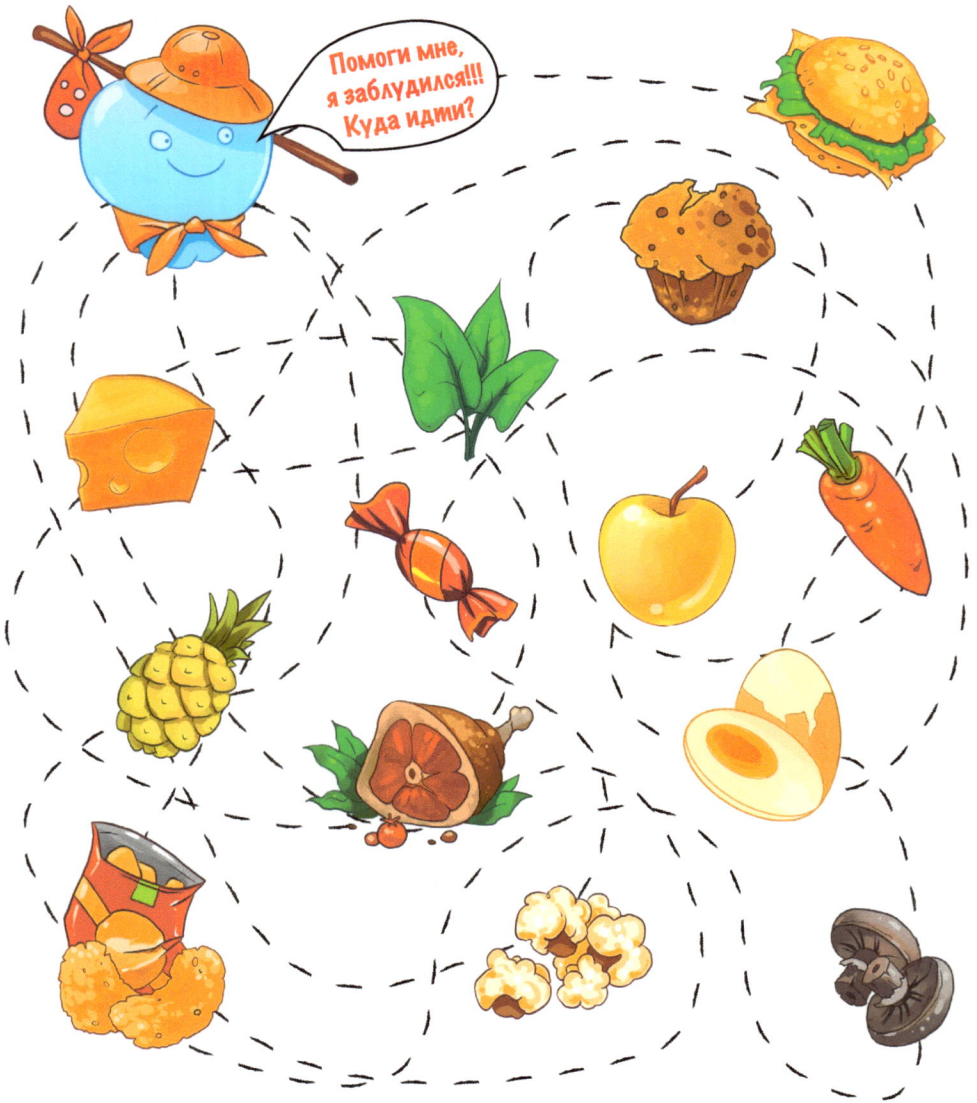

Помоги мне,
я заблудился!!!
Куда идти?

А ТЕПЕРЬ ДАВАЙ ПОИЩЕМ!!

Найди, какие продукты вредят зубику и зачеркни их!

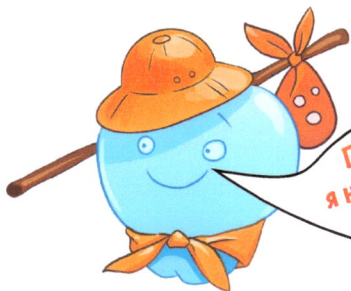

Помоги мне, я не могу найти!!! Что вредно?

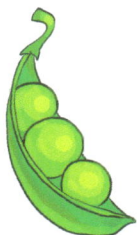

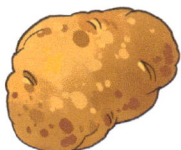

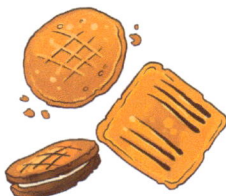

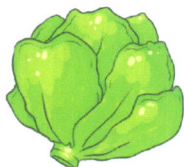

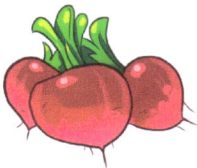

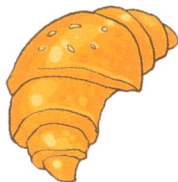

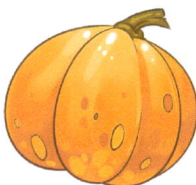

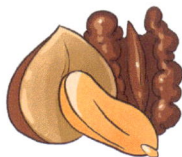

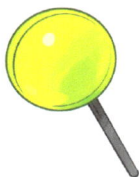

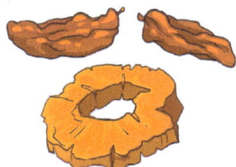

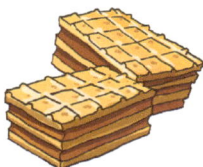

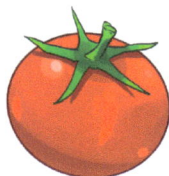

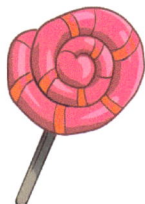

ХОЧЕШЬ, ПОИГРАЕМ В СЛОВА?

Найди слова, которые разбросаны по полю вокруг таблички.
Расскажи, что означают эти слова!

Зубы
Улыбка
Имплант
Нерв
Пломба

П	О	П	К	О	Р	Н
Л	Э	Б	А	Н	Е	Р
О	М	Р	Р	З	Н	Н
М	А	Е	И	У	Т	Е
Б	Л	К	Е	Б	Г	Р
А	Ь	Е	С	Ы	Е	В
И	М	П	Л	А	Н	Т
У	Л	Ы	Б	К	А	Я

Эмаль
Рентген
Кариес

11

ЭТО ИНТЕРЕСНО

С возрастом зубы стираются, теряя свою высоту и форму, что влияет на прикус, черты лица и визуальный возраст человека.

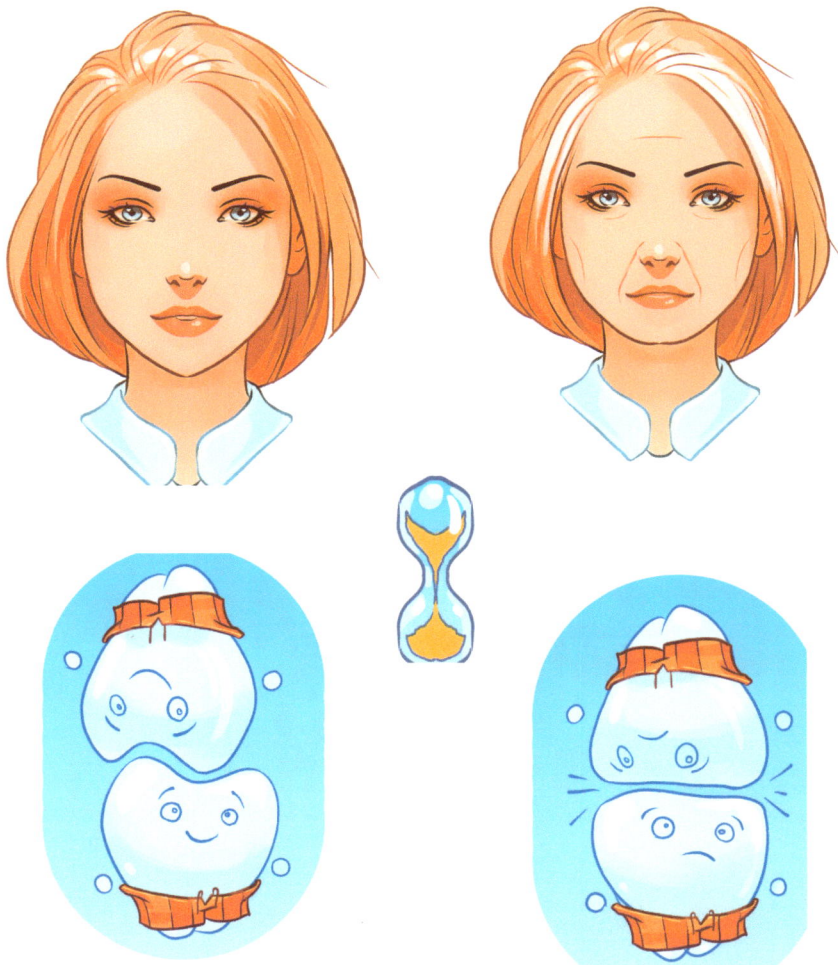

Чтобы оставаться красивым и здоровым до 100 лет, надо дружить со своими зубками: заботиться о них и помогать им в трудную минуту. В знак благодарности они сделают твою улыбку молодой и счастливой!

ИНТЕРЕСНО, А ЧТО КЛАДУТ В ТЮБИК С ЗУБНОЙ ПАСТОЙ?

Каждый день утром и вечером ты берешь в руки тюбик зубной пасты и чистишь зубки. Она вкусная, приятно пахнет и бывает разных цветов. Но из чего же она состоит?

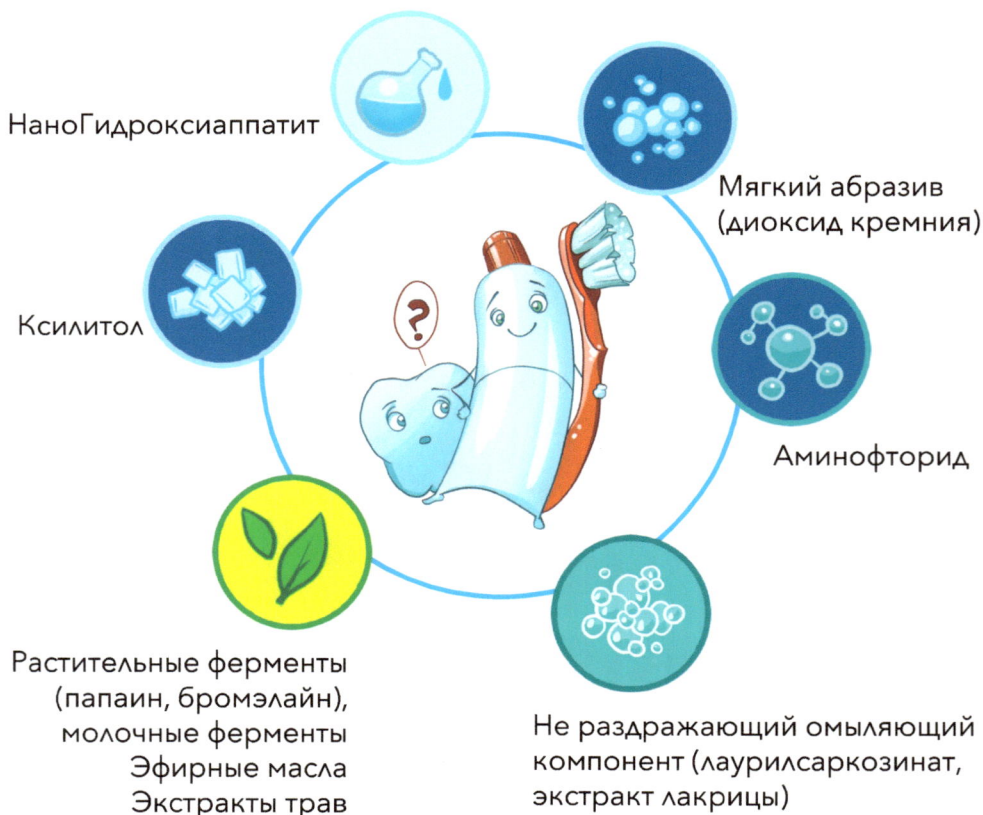

НаноГидроксиаппатит

Ксилитол

Мягкий абразив (диоксид кремния)

Аминофторид

Растительные ферменты (папаин, бромэлайн), молочные ферменты
Эфирные масла
Экстракты трав

Не раздражающий омыляющий компонент (лаурилсаркозинат, экстракт лакрицы)

А что же это такое? Читай дальше.

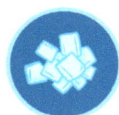

Ксилитол – натуральный подсластитель, не вызывающий появление кариеса. В природе содержится в большинстве фруктов и овощей. Научные исследования показали, что ксилитол увеличивает антикариесную эффективность фторидов.

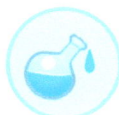

НаноГидроксиаппатит – минерал природного происхождения, основной строительный материал зубной эмали. Наночастицы замуровывают неровности на поверхности эмали, делая эмаль более гладкой; восполняют минералами те зоны, где произошла их потеря, тем самым возвращая эмали первоначальную плотность; а также закрывают дентиновые канальцы, снижая чувствительность зубов. Наногидроксиаппатит предотвращает кариес на этапе его развития. Во время чистки щеткой частицы "прилипают" к зубному налету и облегчают его удаление из полости рта.

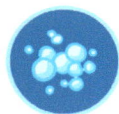

Диоксид кремния – мягкий, полирующий абразив для эффективного удаления налета с поверхности зуба. Не травмирует тонкую эмаль в области шейки зуба, в отличие от мела или соединений алюминия. Оставляет гладкую отполированную поверхность, к которой долго не прикрепляются бактерии.

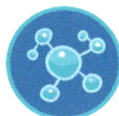

Аминофторид - это самая эффективная форма фтора. Оказывает бактерицидное действие на кариесогенные бактерии, препятствуя образованию зубного налета. Создает на поверхности зуба устойчивую пленку, обеспечивая длительную защиту. Снимает поверхностное натяжение слюны, тем самым обеспечивая проникновение защитных веществ даже в труднодоступные места.

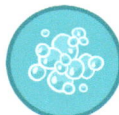

Лаурилсаркозинат – пенообразующий компонент в составе зубной пасты. Обладает противокариесными свойствами. Подавляет действие бактерий, способствующих образованию молочной кислоты. Не оказывает раздражающего влияния на слизистую. Схожим образом работает экстракт лакрицы.

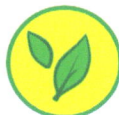

Папаин, Бромэлайн – растительные ферменты в составе зубной пасты. Расщепляют белковую основу налета, размягчая его. Налет удаляется легко, химически, а не механически, то есть, без повреждения эмали. Эфирные масла (бергамота, аниса,герани, лаванды и др.) – оказывают общее успокаивающее действие, обладают выраженными антисептическими свойствами.

ПРОВЕРЬ СВОЙ DENTAL IQ И БУДЬ ЗДОРОВ!

Выбери правильный ответ на вопрос из предложенных вариантов.

РАЗДЕЛ: гигиена

1. Как часто нужно чистить зубы?

а) Утром после завтрака и вечером перед сном
б) После каждого приёма пищи
в) По рекомендации врача

2. Нужно ли чистить зубы сразу после еды кислых фруктов, например, цитрусовых и кислых напитков?

а) Да, почистить немедленно
б) Прополоскать полость рта зубной пенкой, или подождать полчаса, затем почистить зубы не абразивной пастой

3. Как часто нужно посещать гигиениста?

а) Раз в неделю
б) Раз в месяц
в) Один раз в полгода или как определит ваш гигиенист

4. Верно ли утверждение, что можно сохранить здоровые и красивые зубы до 100 лет?

а) Нет, это не возможно
б) Это возможно, если регулярно посещать стоматолога и соблюдать индивидуальный алгоритм гигиены

5. Можно ли повредить зубную эмаль, если пользоваться абразивной зубной пастой и жесткой зубной щёткой?

а) Да, можно
б) Нет, нельзя

6. Можно ли уберечь зубы, если в организме происходят изменения (беременность, химиотерапия, гормональные изменения, вирусная инфекция)?

а) Можно, при особо тщательном соблюдении правил гигиены (индивидуальный алгоритм, соблюдение промежутков между едой, укрепление зубов специальными средствами).
б) Нельзя, они всё равно испортятся

РАЗДЕЛ: правильное питание

7. От каких продуктов зубы портятся больше?

а) Бутерброд
б) Шоколад
в) Молоко

8. После употребления каких продуктов иногда можно не чистить зубы?

а) Сыр, яйца, орехи
б) Яблоки, апельсины
в) Хлеб, печенье

9. Почему у молодых людей часто наблюдается повышенная стираемость зубов?

а) Из-за употребления большого количества сладких, газированных напитков
б) Повышенный уровень стресса
в) Все вышеперечисленное

РАЗДЕЛ: средства ежедневного ухода за зубами и полостью рта

10. Какие вещества в зубной пасте могут раздражать слизистую оболочку полости рта и желудка при случайном проглатывании?

а) Ксилитол
б) Сода
в) Лаурилсульфат

11. Как долго можно использовать зубную пасту, содержащую триклозан и при этом не нарушить равновесие микрофлоры в полости рта?

а) Один месяц   б) Шесть месяцев   в) Один год

12. Какой ингредиент содержит укрепляющая зубную эмаль паста?

а) Гидроксиаппатит, Аминофторид
б) Ферменты
в) Лаурилсульфат

13. Зубные щётки какой жесткости не стирают зубную эмаль?

а) Мягкие, ультрамягкие
б) Средней жесткости
в) Твёрдые

14. Для чего предназначен ирригатор полости рта?

а) Для очищения зубных поверхностей, которые невозможно обработать зубной щёткой.
б) Для массажа десны и улучшения кровообращения дёсен
в) Всё вышеперечисленное

РАЗДЕЛ: эстетическая роль зубов и улыбки

15. Возможно ли по форме передних зубов определить пол и особенности характера человека?

а) По форме углов передних зубов можно определить пол (женские зубы имеют более округлые уголки, мужская форма зубов квадратная)
б) Активные в жизни и бизнесе люди имеют острые клыки
в) Все ответы верны

РАЗДЕЛ: первая помощь в экстренных ситуациях

16. Какую специю, растерев в порошок и положив на больной зуб или слизистую, можно использовать как обезболивающее?
Эфирное масло, содержащееся в этой специи оказывает противовоспалительное, антибактериальное и анестезирующее действие.

а) Гвоздика
б) Чёрный перец
в) Корица

17. Что делать, если болит зуб и нет возможности обратиться к врачу?

а) Принять обезболивающее и противовоспалительное средство (Ибупрофен)
б) Для уменьшения отёка принять антигистаминные средство (Супрастин)
в) Положить на больной зуб растёртую гвоздику (пряность)
г) Всё вышеперечисленное

РАЗДЕЛ: особенности строения зуба и десны

18. Силу какой величины (кг) принимает на себя зуб во время жевания?

а) 160 кг
б) 50 кг
в) 250 кг

19. Почему, если не чистить зубы нитью, часто повреждается пульпа зуба?

а) Топографически пульпа зуба находится на расстоянии примерно 1,2 мм от шейки зуба, а так же между зубами, поэтому не очищается зубной щёткой, что приводит к развитию скрытого кариеса, который диагностируется поздно
б) Десна воспаляется и кровоточит, если не использовать зубную нить. Происходит рассасывание костной ткани вокруг зуба, обнажение корня зуба и развитие кариеса корня, что приводит к воспалению нерва/пульпы зуба
в) Все вышеперечисленное

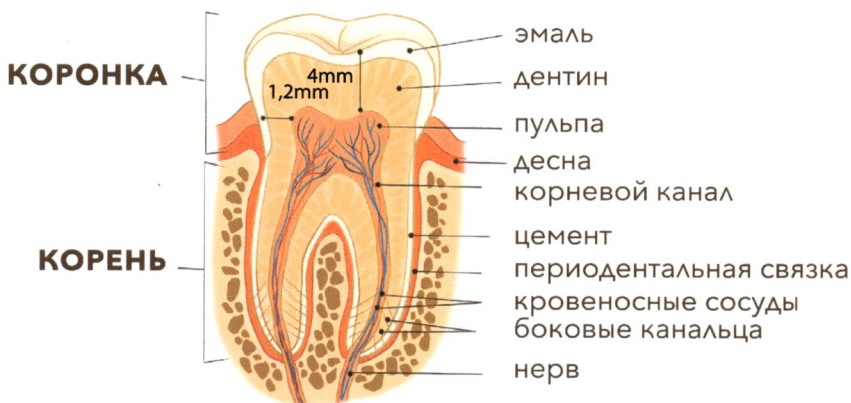

РАЗДЕЛ: влияние дентальной культуры на ваш возраст

20. Возможно ли защитить внешность от преждевременного старения, если сохранять зубы красивыми и здоровыми?

а) Да, так как наличие зубов обеспечивает сохранность костной структуры, влияет на высоту и правильный овал лица
б) Нет, невозможно

21. Что свидетельствует о негармоничной улыбке?

а) Если зубы бросаются в глаза и привлекают внимание
б) Если есть разница между цветом зубов и белков глаз (они должны быть одного оттенка)
в) Если все зубы имеют одинаковую форму и длину, без заострённых клыков и удлинённых передних резцов
г) Если нет «тёмных коридоров» в уголках рта, «улыбка чеширского кота»
д) Всё вышеперечисленное

22. Что происходит, если не восстанавливать стёртые поверхности зубов?

а) Теряется высота лица на несколько миллиметров и нос приближается к подбородку. Изменяется геометрия лица
б) Труднее пережевывать пищу, так как отсутствуют острые как нож бугры на зубах. Пища отправляется в желудок плохо пережеванная
в) Темнеет цвет улыбки, так как виден желтый цвет дентина. Дентин - это мягкая внутренняя ткань зуба, поддерживающая эмаль и защищающая ее от сколов, но быстро и легко стирающаяся
г) Все вышеперечисленное

ЗОЛОТЫЕ СОВЕТЫ РОДИТЕЛЯМ

1. Следите за режимом питания и ограничением сахара в пище, чтобы уменьшить количество факторов, провоцирующих повреждение эмали!

Воздерживайтесь от употребления сладостей, кислых фруктов и соков в промежутках между приемами пищи. Важно, чтобы ребенок не сосал конфеты на палочке в течение длительного времени. Это увеличивает время воздействия образовавшихся кислот на зубы и усиливает повреждения эмали.

2.Обязательно следите чтобы ребенок чистил зубы утром после завтрака и вечером перед сном!

В полости рта присутствует более 350 видов различных бактерий. Нерегулярный и некачественный уход за зубами приводит к кариесу и кровоточивости десен.

3.Помогайте тщательно и регулярно чистить зубы ребенку!

У малышей недостаточно развита мелкая моторика, им трудно самим справиться с липким зубным налетом. До девятилетнего возраста делайте контрольную чистку зубов ребенку два раза в неделю!

4.Старайтесь регулярно, два раза в год, посещать профилактические осмотры у стоматолога– это избавит от необходимости лечить зубы, а также поможет вашему ребенку избежать серьезных осложнений!

Обращайтесь к стоматологу, когда ребенок здоров и не испытал зубной боли.

5. Поставьте силанты на молочные и постоянные коренные зубы, это предотвратит образование кариеса на жевательной поверхности зубов!

6.Позаботьтесь о том, чтобы ребенок не засыпал с бутылочкой, если в ней есть что-то кроме воды!

Молоко, соки, сироп от кашля остаются на поверхности детских зубов продолжительное время и это может вызвать «бутылочный кариес».

7.Соблюдайте правила гигиены, даже если находитесь на отдыхе!

Используйте зубную пенку, жевательную резинку без сахара или просто прополощите после еды рот водой. Это поможет выровнять кислотную среду , которая образуется после еды и портит зубы.

8.Следите чтобы ребенок пользовался только своей зубной щеткой!

Это защитит его полость рта от чужеродных бактерий, которые могут причинить вред зубам и деснам.

9.Используйте только детские зубные пасты!

В них содержатся мягкие абразивы и пенящиеся компоненты,которые не повреждают тонкую эмаль зубов и не раздражают нежную слизистую.

10.Следите, чтобы ваш ребенок не сосал палец, так как это плохо влияет на ровный ряд зубов!

Также пустышки или детские бутылочки после достижения двухлетнего возраста оказывают плохое влияние на зубы и прикус. Важно, чтобы ребенок не грыз ногти, ручку, зерна попкорна и не открывал упаковку зубами: все это нарушает целостную структуру зуба, может вызвать стирание и сколы зубов, нарушая эстетический вид улыбки.

11. Прививайте детям вкус к фруктам, овощам, молочным продуктам и давайте их с собой в детский сад вместо конфет и печенья!

ОТВЕТЫ НА ВОПРОСЫ АНКЕТЫ

1.а
2.б
3.в
4.б
5.а
6.а

7.а
8.а
9.в
10.в
11.а
12.а
13.а
14.в
15.в

16.а
17.в

18.а
19.в

20.а
21.А
22.г

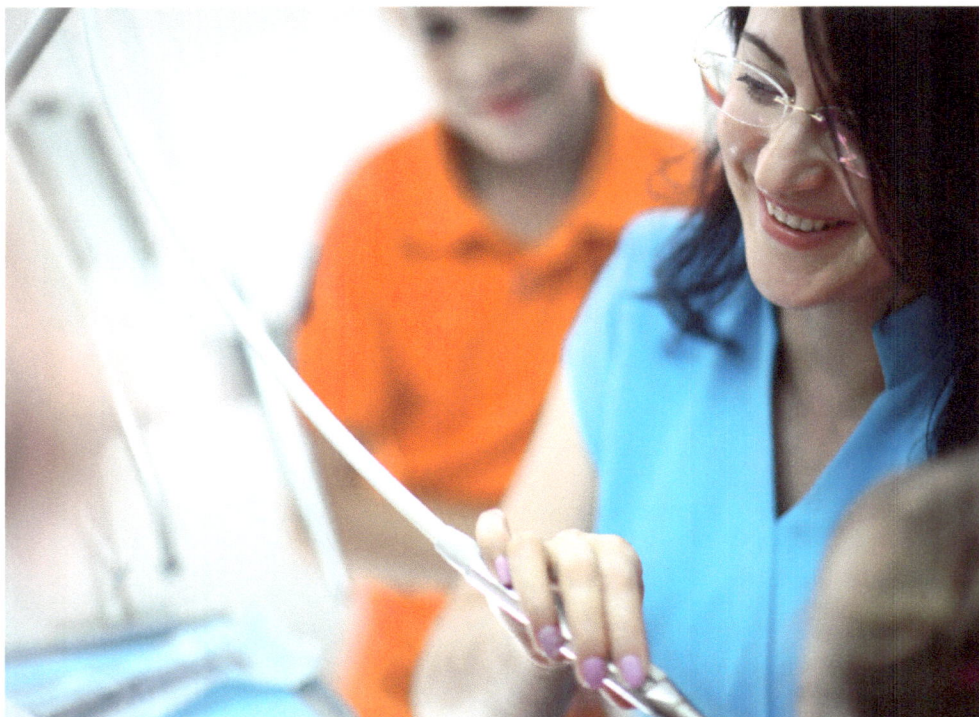

История о том, как в школе KIDS Dental IQ происходят чудеса, как дети меняют свое отношение к походу в клинику и как они с радостью и интересом начинают заботиться о своих зубках.

Первый визит к стоматологу - не для всех радостное событие, особенно для самых маленьких пациентов, которым еще только предстоит преодолеть страх и беспокойство перед неизведанным.

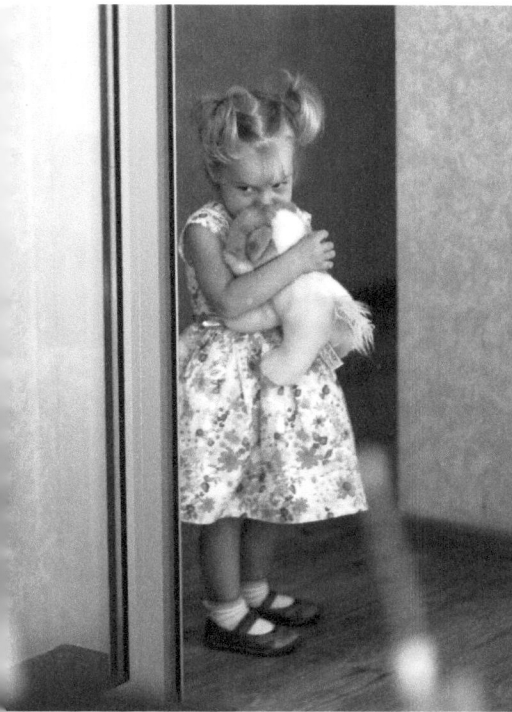

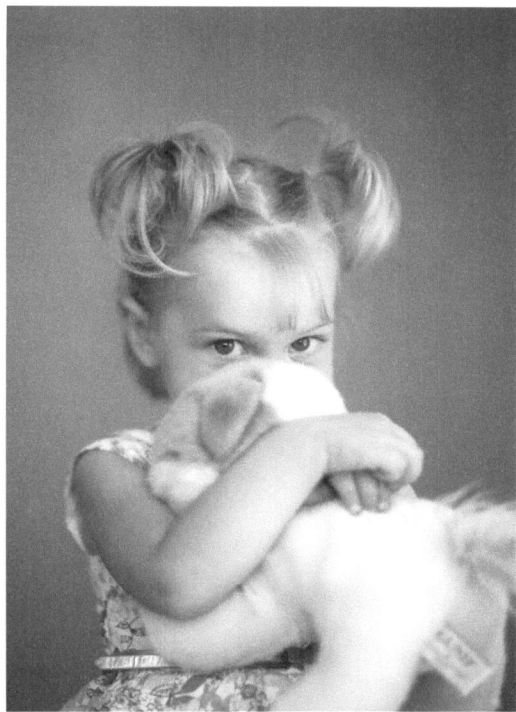

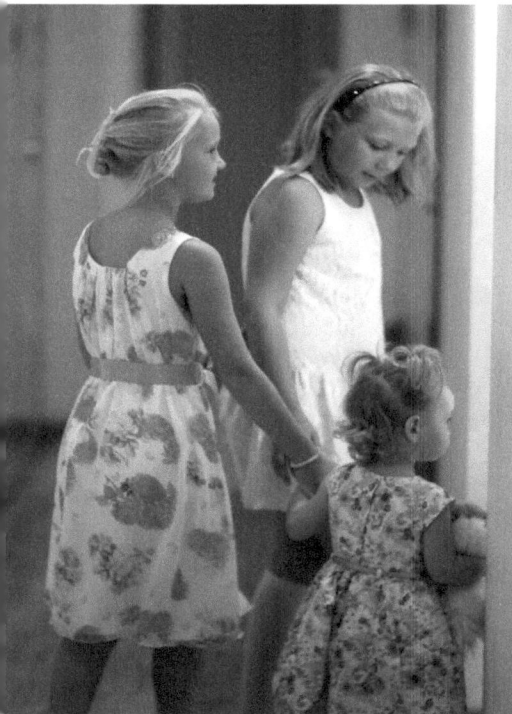

Марише только два года,
а во рту у нее целых
20 зубов и все они
требуют ухода.
Ох уж эти
капризные зубы...

Мариша:
Страшно.
Ни за что не пойду в этот
кабинет.
Сбежать ли?
Спрятаться ли?
Притвориться невидимкой?
Посмотрю тихонько со
стороны, что будут делать
ребята...

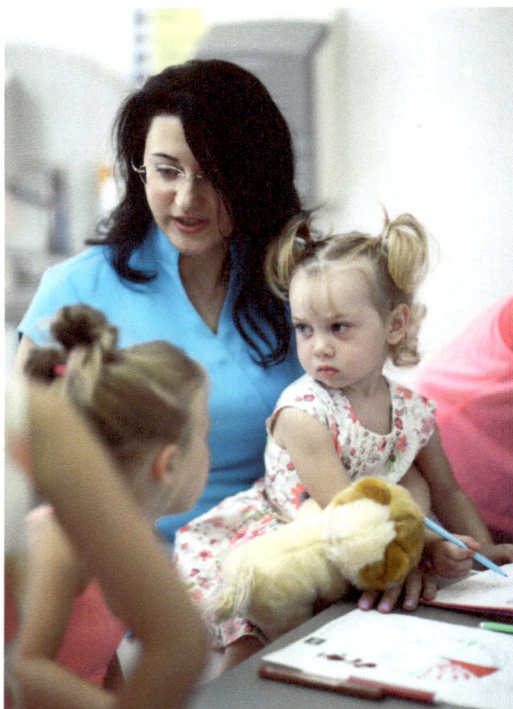

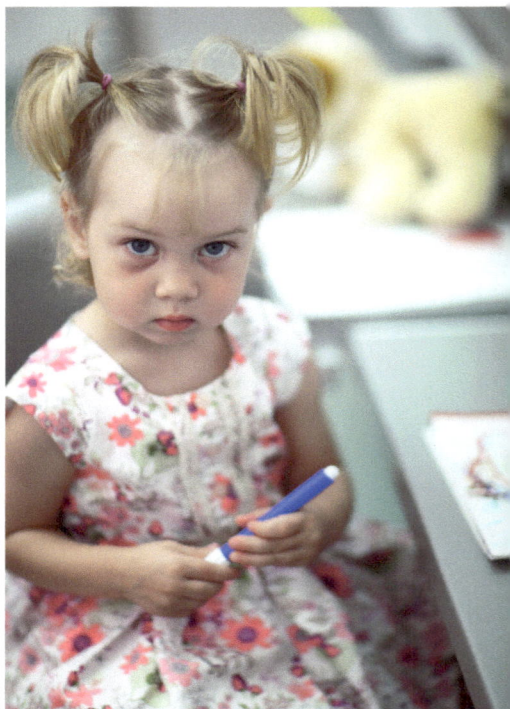

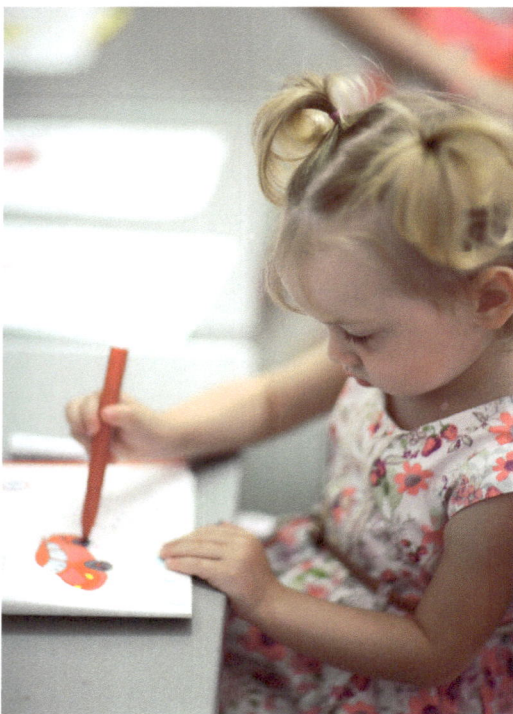

Мариша:
Я не удержалась и зашла.
И даже уселась на колени к
доктору, чтобы точно ничего
не пропустить. Я тоже хочу
рисовать и слушать
интересные истории!

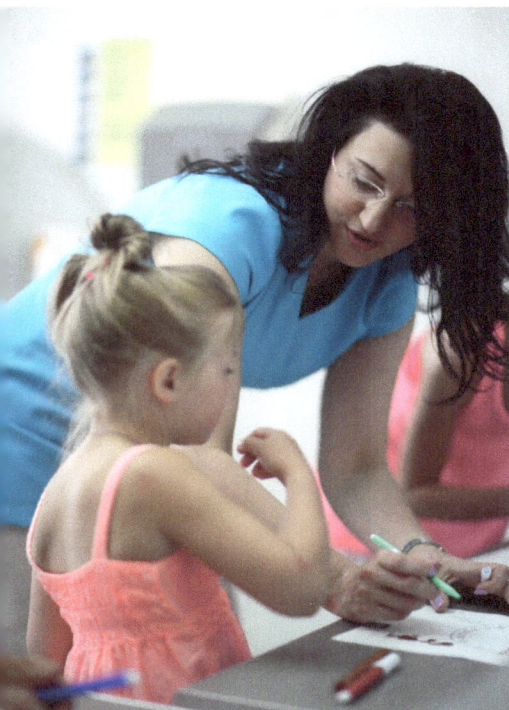

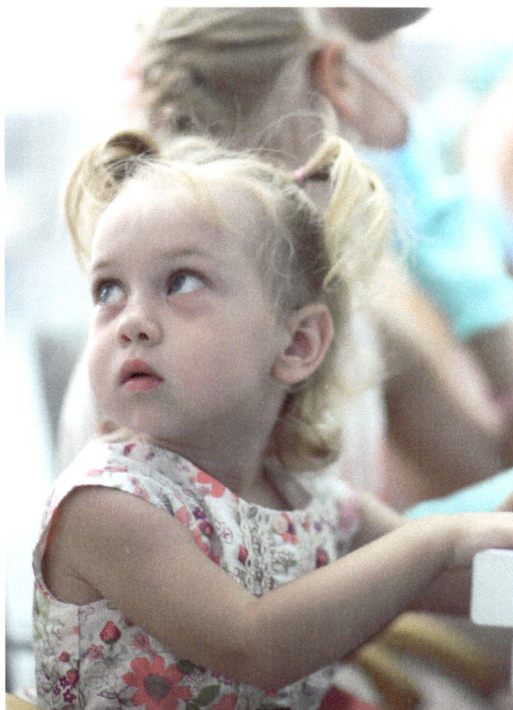

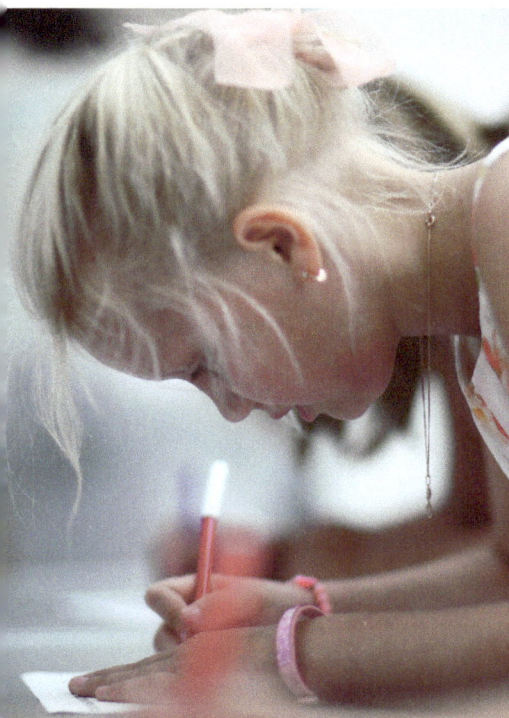

Др. Наталья:
Ты знаешь, что такое
«САХАРНЫЕ ЧАСЫ»?
У этих часов нет стрелочек,
но ты можешь закрасить то
время, когда ты кушаешь
или пьешь сладкие напитки.

София:
Доктор сказала, что после
любой еды, которую мы съели
за день, зубы нужно
хорошенько почистить, чтобы
они не портились и не болели!
И обязательно почистить
зубы после завтрака!

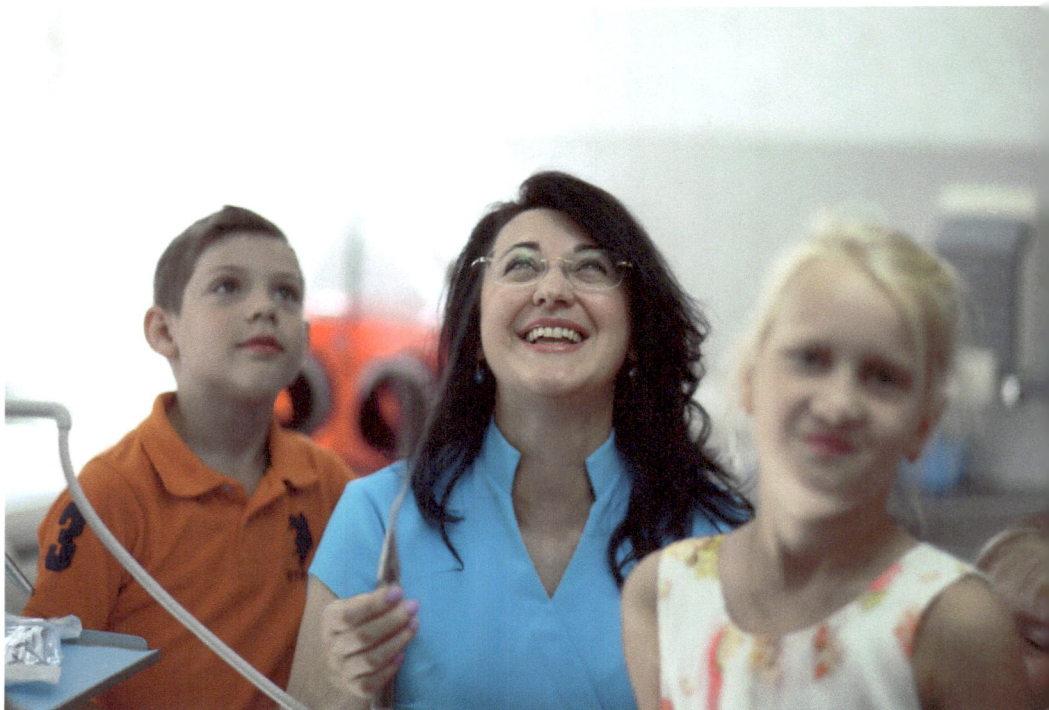

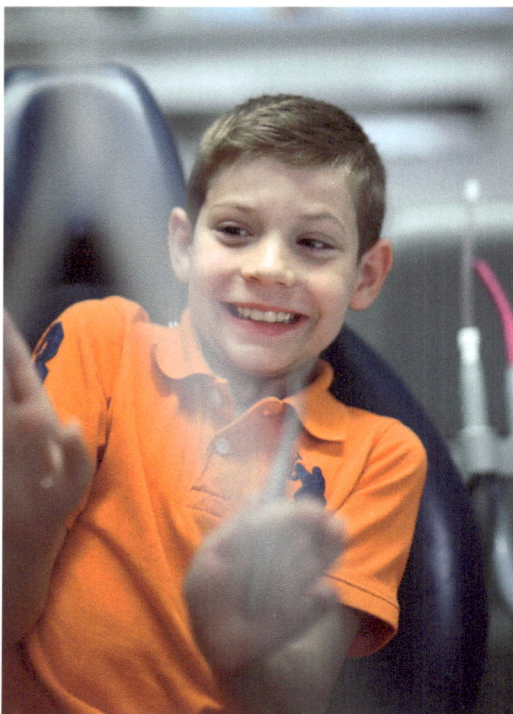

Др. Наталья:
Если вы пришли
в клинику, это не значит,
что нам нельзя поиграть!

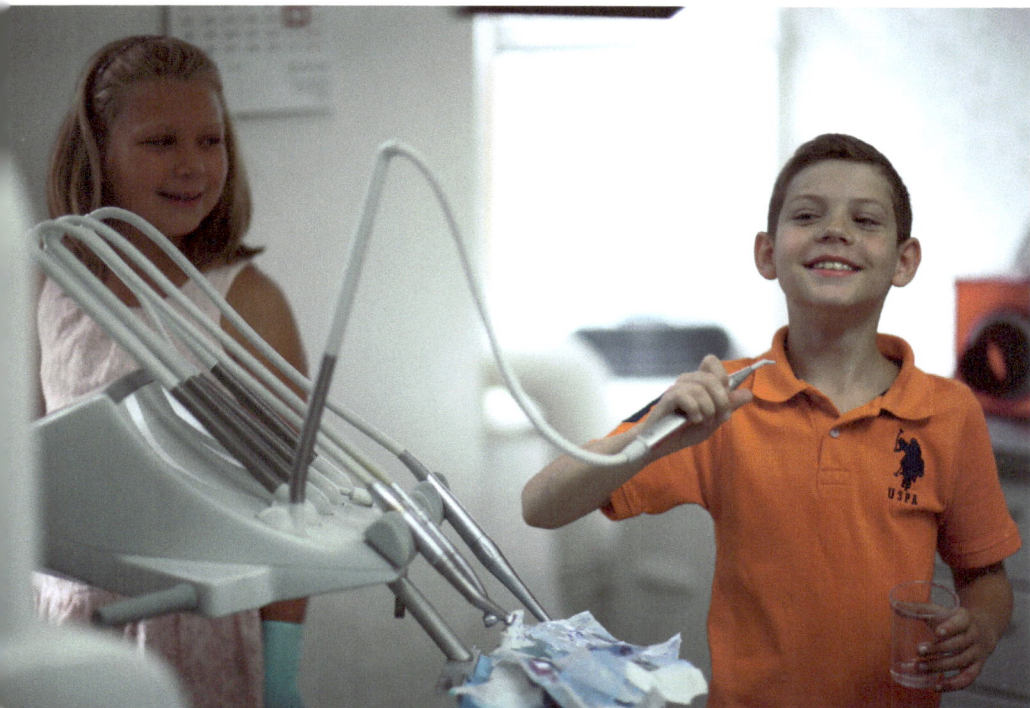

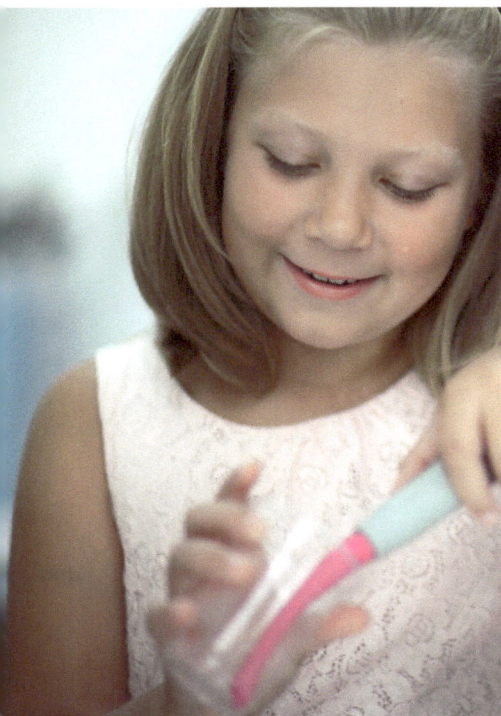

Ярослав:
У доктора есть штука,
которая брызгается водой.
Почему я раньше не знал,
что это так весело?
Есть и особые инструменты,
которые можно потрогать и
даже попробовать, как они
работают!
Освежусь –ка я немного!

София:
Здесь есть специальный
пылесос, который
быстро-быстро всасывает
воду, смешно похрюкивает и
мило целует щеку!

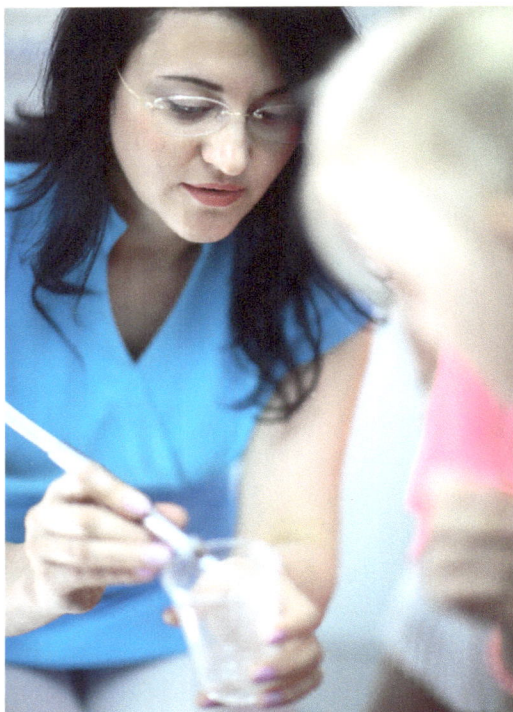

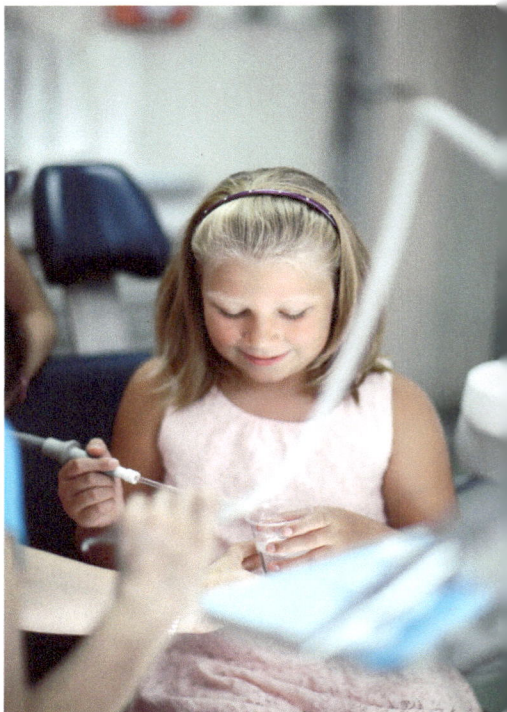

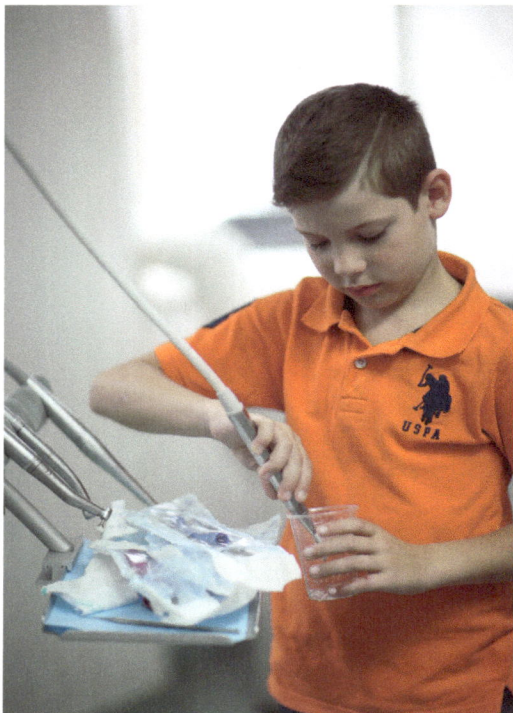

София:
Так занятно играть с этим иштуками. Я бы хотела здесь работать когда вырасту!

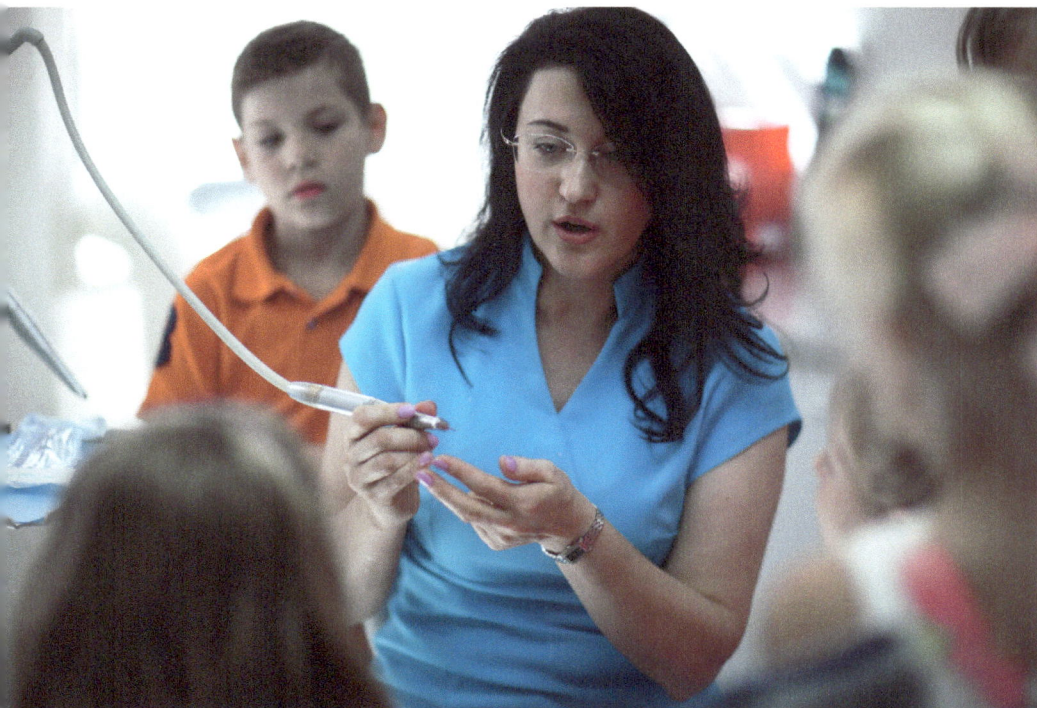

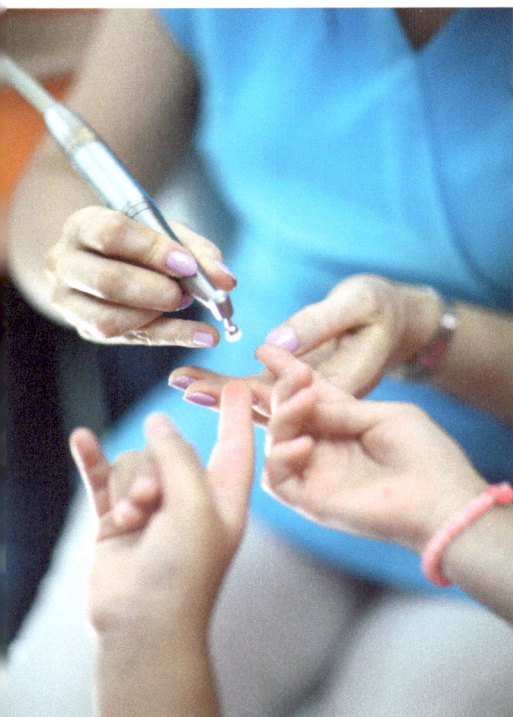

Др. Наталья:
Смотрите, ребята, это специальные щеточки, которые крутятся и делают зубки гладкими и блестящими. Кто хочет их потрогать?

Щекотно!

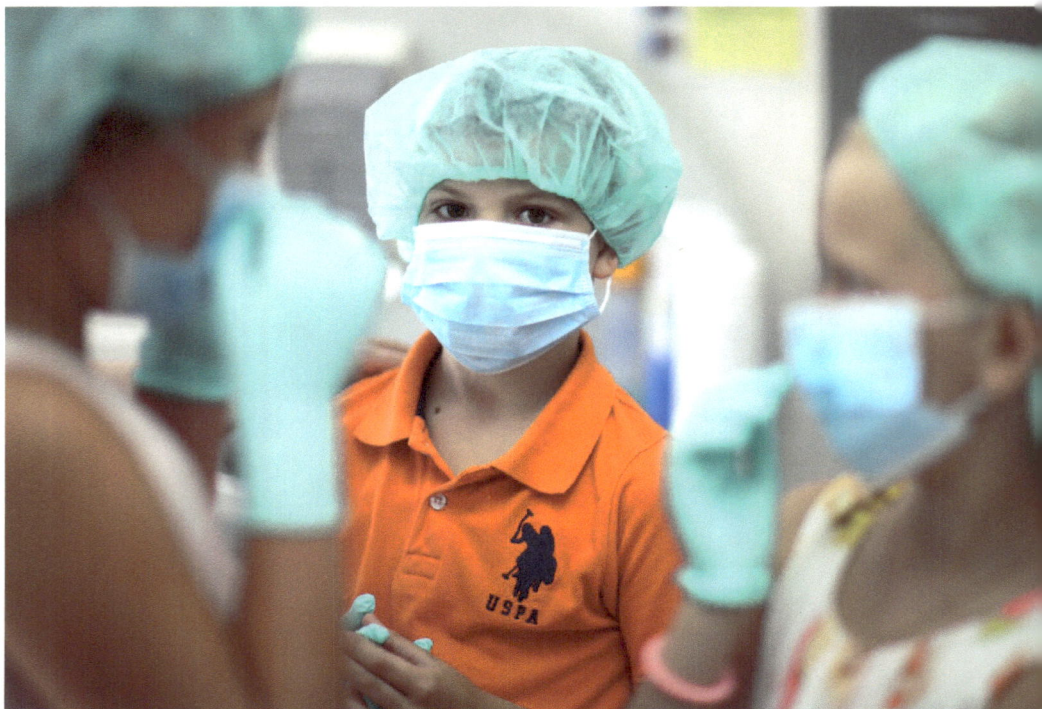

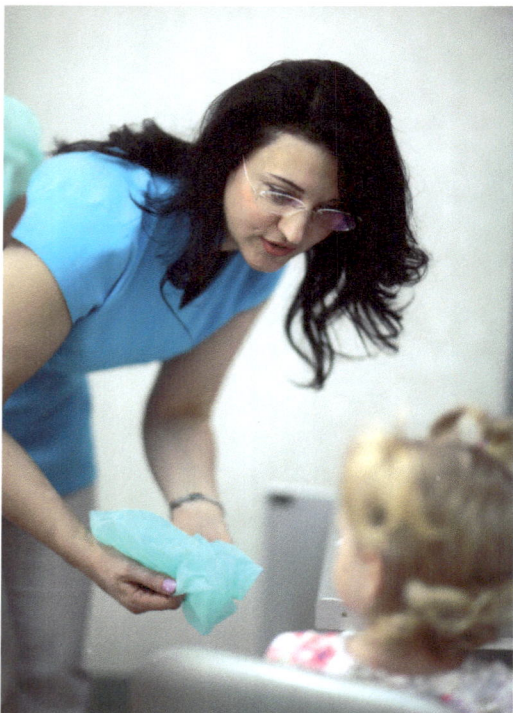

Др. Наталья:
А теперь, ребята, кто хочет побывать в роли доктора? Я дам вам специальные шапочки, перчатки и маски.

Мариша:
Я выгляжу как настоящий врач!

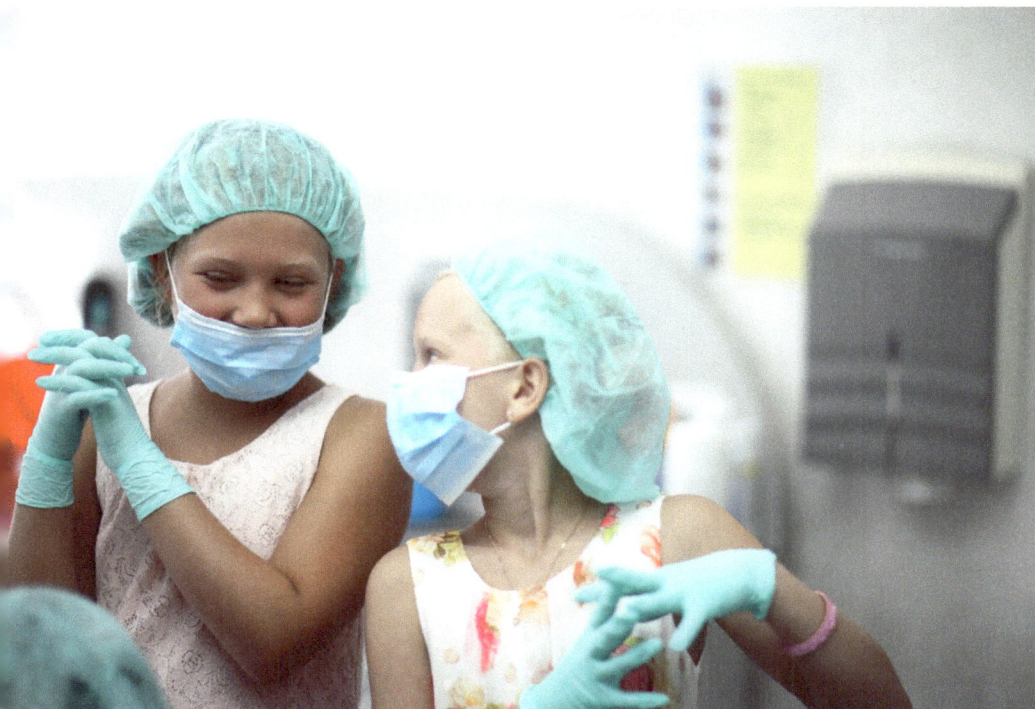

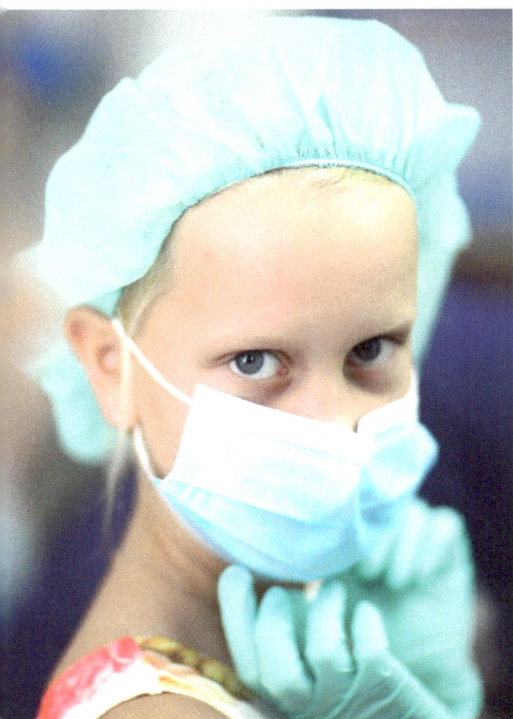

Арина:
А как выгляжу я?
По-моему, красиво и
элегантно!

София и Арина:
Быть доктором – так
увлекательно!

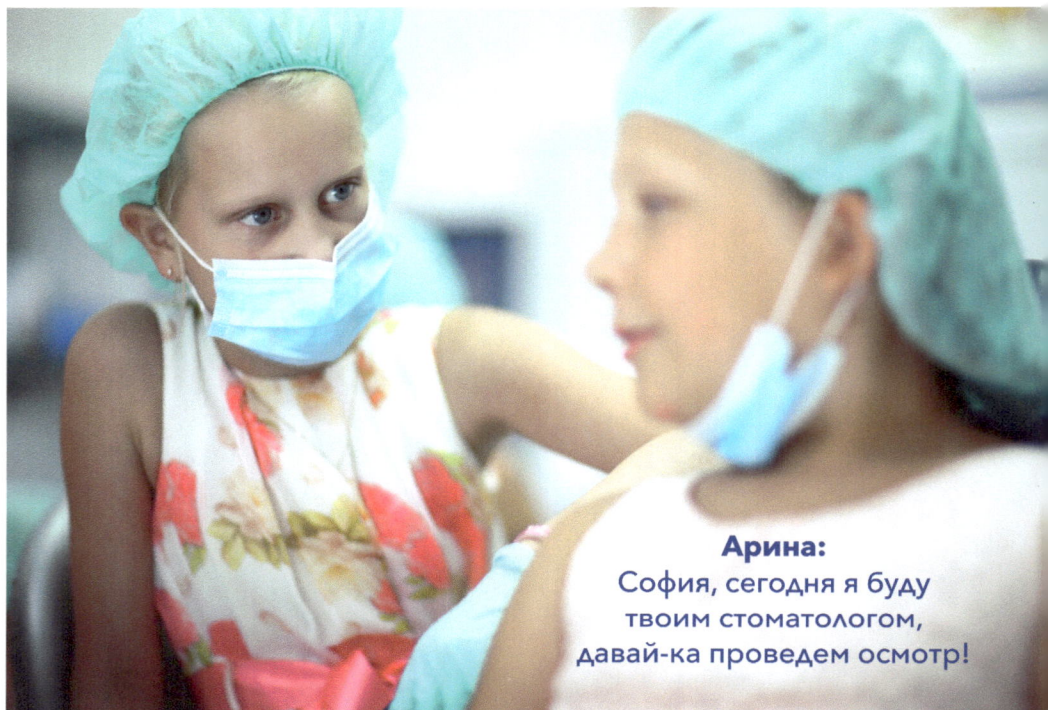

Арина:
София, сегодня я буду твоим стоматологом, давай-ка проведем осмотр!

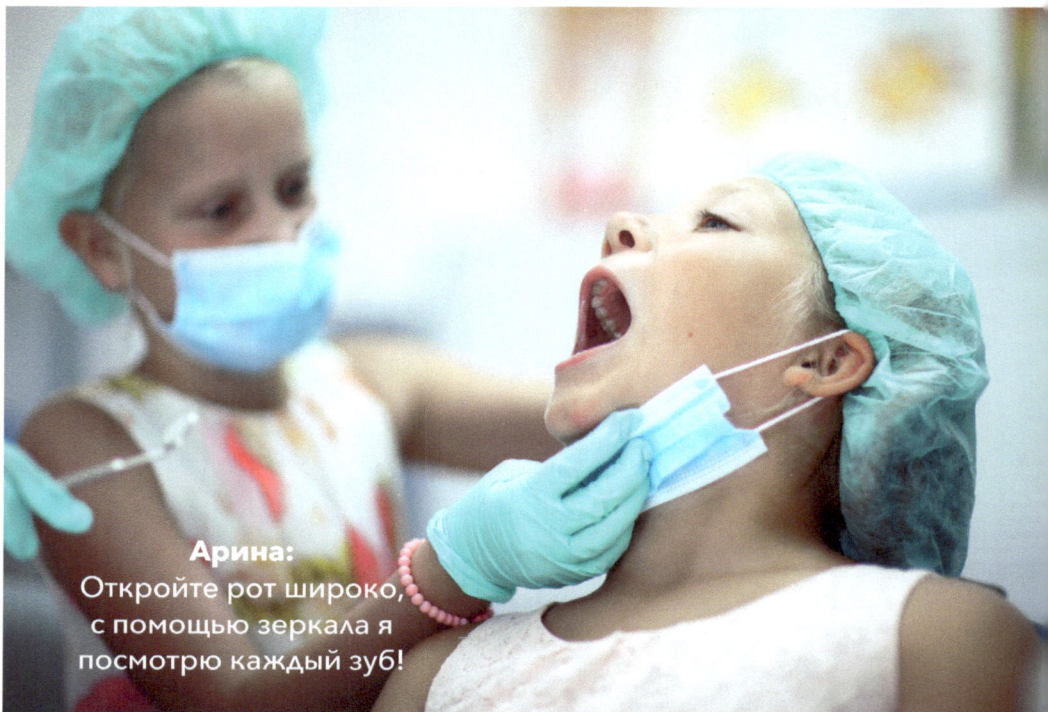

Арина:
Откройте рот широко, с помощью зеркала я посмотрю каждый зуб!

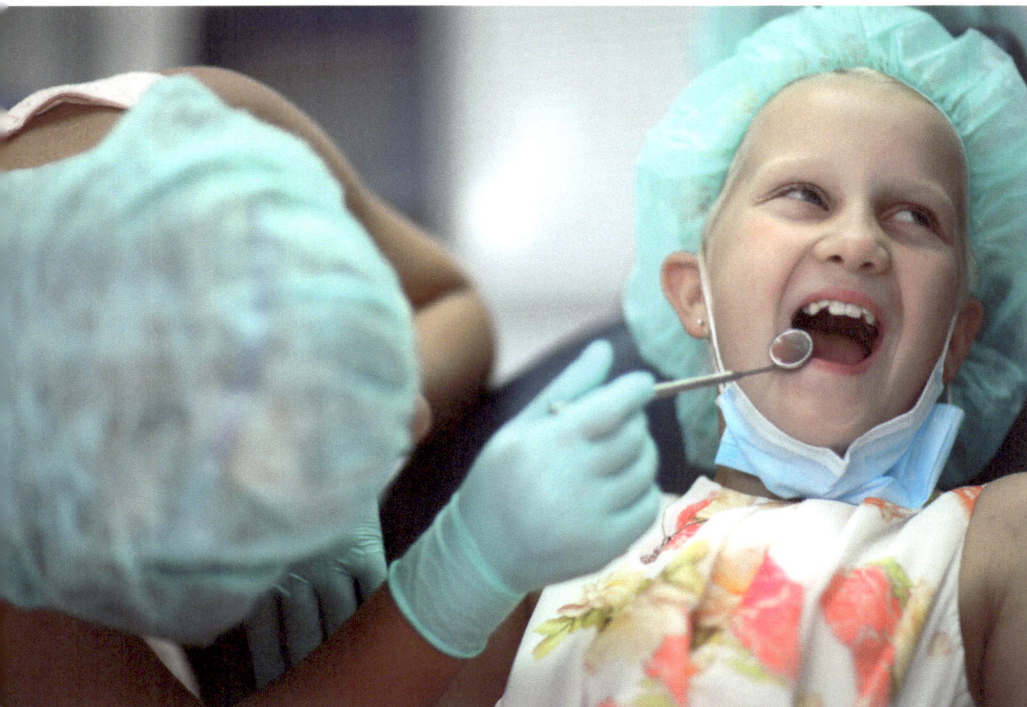

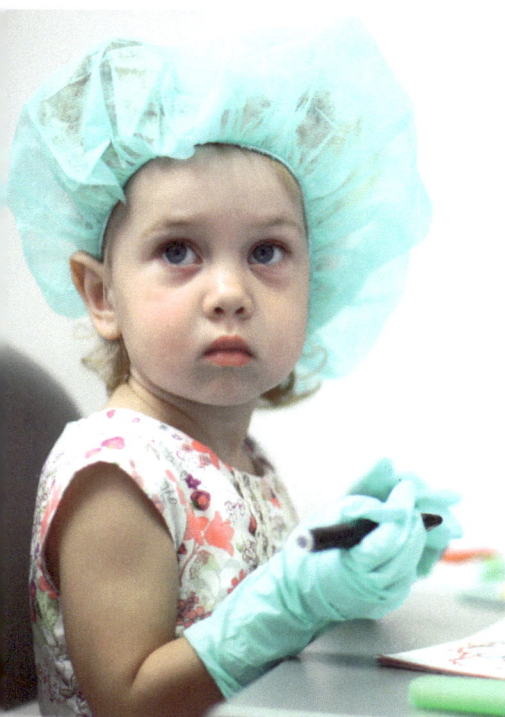

Др. Наталья:
Я даже со стороны прекрасно вижу все зубки и могу дать полноценную консультацию!

Мариша:
Что там делают старшие девочки? Кажется, им весело в кресле у доктора.

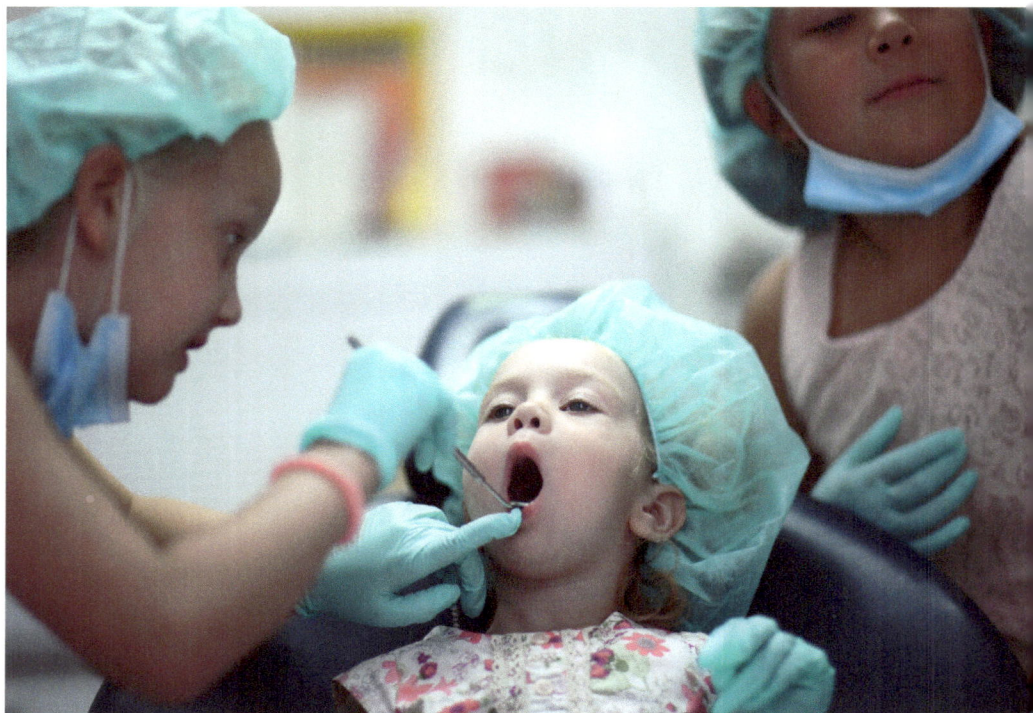

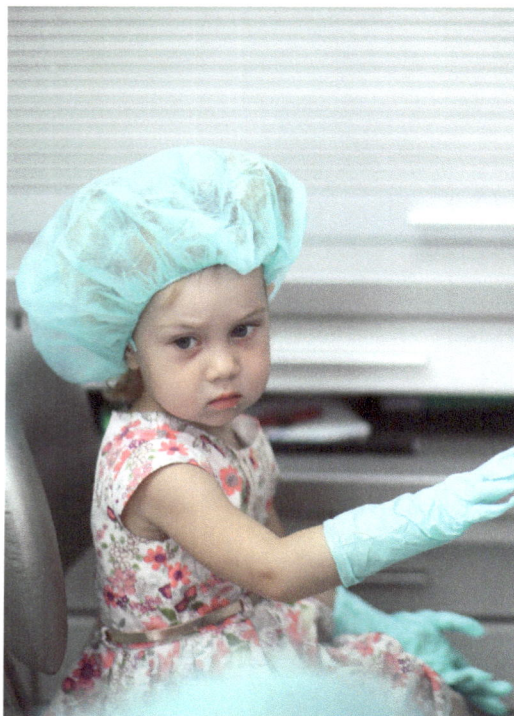

Мариша:
Теперь моя очередь
посидеть в кресле, я тоже
хочу проверить зубки!

Арина:
Скажи «ААА»!
Сейчас мы посчитаем
твои зубки!

Др. Наталья:
А сейчас мы переходим к самой волшебной части: вы сами будете делать СВОЮ СОБСТВЕННУЮ ЗУБНУЮ ПАСТУ. Вы знаете, что не все пасты, которые продаются в магазинах, одинаково безопасны и полезны?

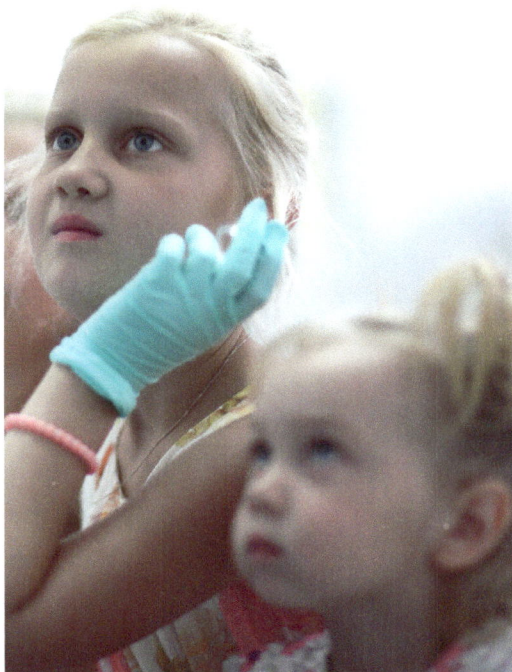

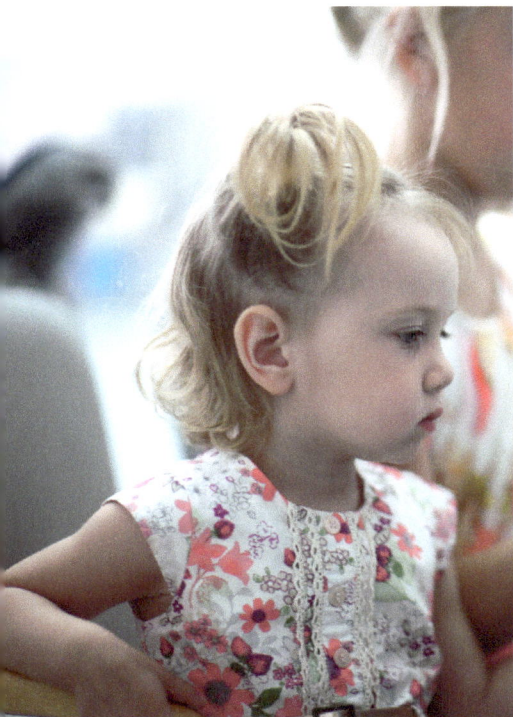

Мариша:
В этой маленькой баночке зубная паста без цвета и она совсем ничем не пахнет...

У нас есть разные ароматы и цвета, которые мы будем добавлять в прозрачную зубную пасту. Можно выбрать любой цвет и вкус, какой вам хочется!

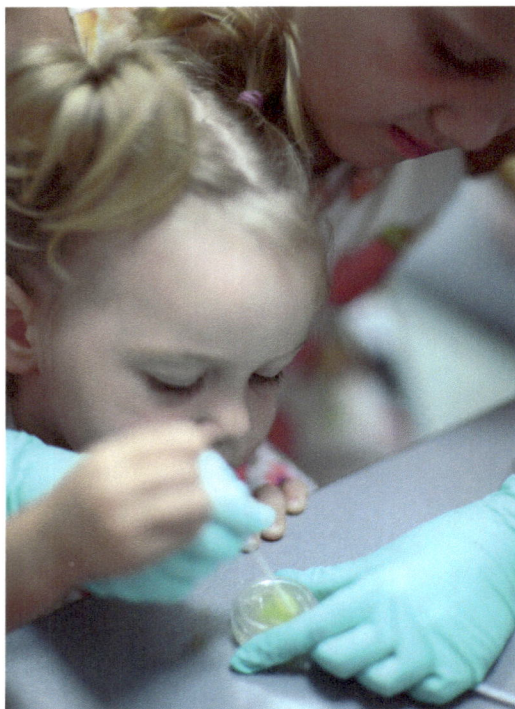

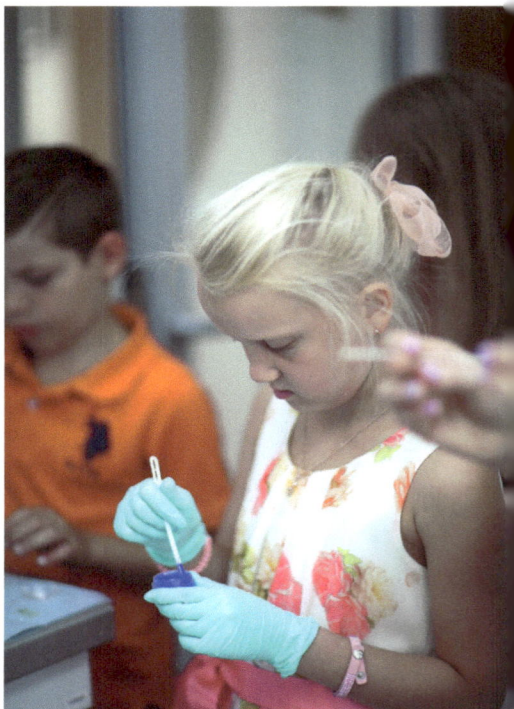

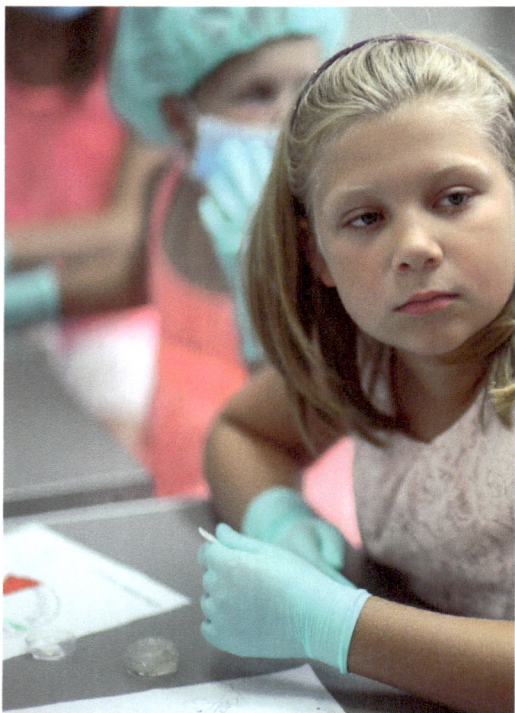

Мариша:
я добавлю желтый цвет
и персиковый вкус.
Какая вкусная и красивая
паста у меня получается!

Арина:
а я сделаю синюю
зубную пасту со вкусом
кока-колы. Ни у кого
такой пасты нет. Я
заберу ее домой и буду
чистить ею зубы!

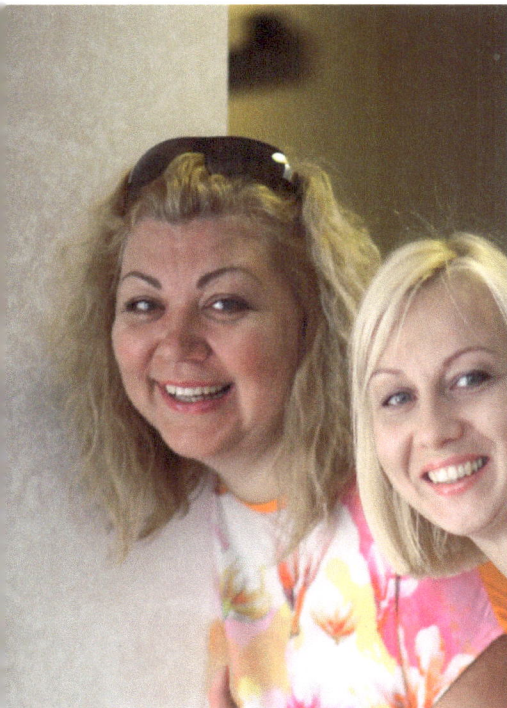

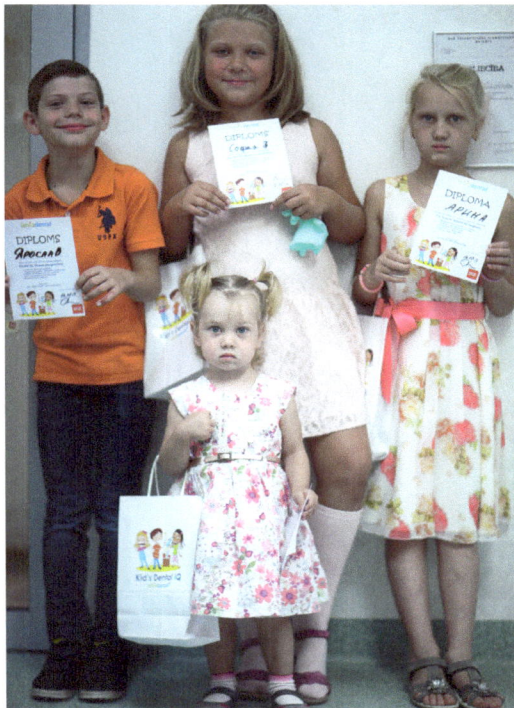

Мамы:
дети забыли о беспокойстве и страхе, они так увлечены,
теперь нужно записаться к доктору на следующий визит.
Дети счастливы и спрашивают, когда мы придем сюда снова!

Первое занятие в школе **KIDS DENTAL IQ** закончилось,
дети забирают с собой знания, новый опыт, пасту,
которую они сделали сами, подарок и честно
заработанный диплом, который с гордостью повесят на стену!

Мы ждем вас снова на наших следующих занятиях!

Приходи в школу Dental IQ,
получи новые знания и
сохрани в памяти незабываемые моменты!

РАСКРАСЬ НАШИХ ГЕРОЕВ!

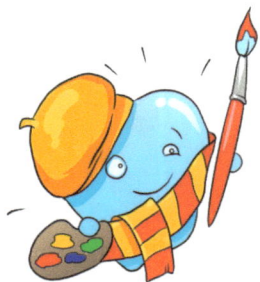

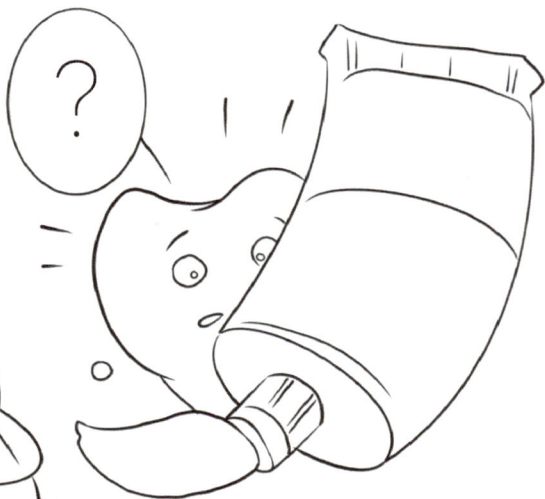

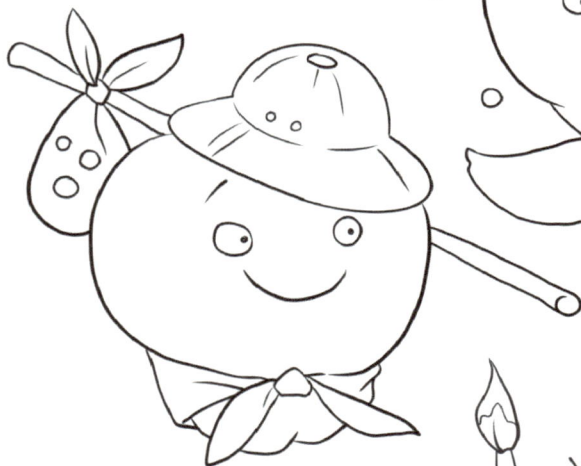

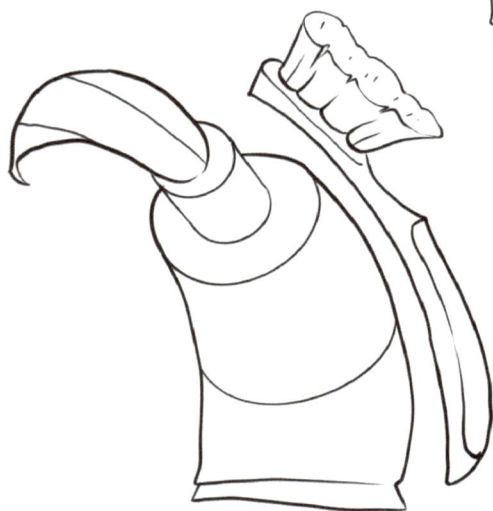

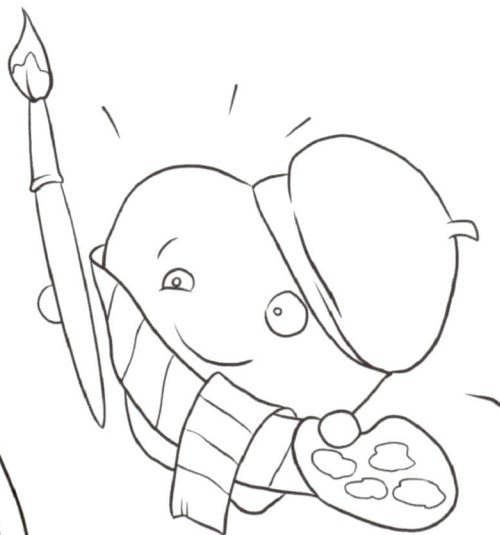

ПРОЙДИ ВСЕ ТЕМЫ В ШКОЛЕ KIDS DENTAL IQ®, УЗНАЙ МНОГО НОВОГО И СОХРАНИ СВОИ ЗУБКИ ЗДОРОВЫМИ И КРАСИВЫМИ ДО 100 ЛЕТ!

Экскурсия по клинике	Наука о сахарных часах	Игра «полезно-вредно»
"Космическая" стоматологическая установка	Превращение в настоящего стоматолога	Уникальная зубная паста
Покраска зубного налета и магический фонарик	Дегустация волшебной пенки для зубов	Что такое "Ирригатор"?
Состав и ингредиенты зубной пасты	Техника правильной чистки зубов	Постановка цветной пломбы
Тест "KIDS Dental IQ"	Параметры гармоничной улыбки Фигура/фон	Зуб в процессе жизни

www.ingramcontent.com/pod-product-compliance
Lightning Source LLC
Chambersburg PA
CBHW041227270326
41934CB00004B/189